江西师范大学学科建设基金资助项目

中国古代医学传承中的教育技术分析

谢 云 编著

科学出版社

北 京

内 容 简 介

　　本书是一个为中国教育技术史重新厘定起点的尝试。全书以博大精深的中国古代医学为支点；参照史学研究的技术路线，构建了古代医学教育技术史的研究范式；而后对古代传统医学教育中的典型教育技术史实进行了简要描述与统计；最后提出了"古代教育技术"的学术概念，并对古代医学教育技术的发展进行了阶段划分。

　　本书适合教育技术与医史文献类专业人员阅读。

图书在版编目（CIP）数据

中国古代医学传承中的教育技术分析 / 谢云编著. —北京：科学出版社，
2017.10
　ISBN 978-7-03-054470-4

　Ⅰ. ①中⋯ Ⅱ. ①谢⋯ Ⅲ. ①医学教育–教育技术–中国–古代 Ⅳ. ①R2-4

中国版本图书馆 CIP 数据核字(2017)第 221866 号

责任编辑：王　超　滕亚帆 / 责任校对：郭瑞芝
责任印制：张欣秀 / 封面设计：陈　敬

科 学 出 版 社 出版
北京东黄城根北街 16 号
邮政编码：100717
http://www.sciencep.com

北京九州迅驰传媒文化有限公司 印刷
科学出版社发行　各地新华书店经销
*

2017 年 10 月第 一 版　　开本：787×1092　1/16
2018 年 1 月第二次印刷　　印张：10
字数：239 000
定价：79.80 元
（如有印装质量问题，我社负责调换）

序

通俗地来讲，教育技术就是教育活动中采用的手段和方法的总称，它是随着教育的出现而产生，随着教育和科学技术的进步而发展的。任何教育活动必然伴随着相应的教育手段和方法，因此，教育技术与教育有着同步发展的历史，并对教育活动起着支持和促进的作用。

教育技术作为一个学科来讲，虽然只有几十年的历史；但是作为一种现象和事实的存在，却经历了漫长的发展历程。我们现在所谓的教育技术，只是反映了 19 世纪末、20 世纪初以来，随着科学技术的进步而引起教育手段（指物化技术——包括媒体、资源和环境）和方法（智能技术——包括理念、理论和方法论）的变化，充其量只能称为"现代教育技术"，还有古代和近代相当长的历史时期的教育技术（可以称为"前教育技术时期"）没有进行研究，甚至很少关注过。

中国有着悠久的历史，创造了光辉灿烂的人类文明。在漫长的历史时期内，中华民族对全世界的教育思想、教育手段、教育方法，以及学习工具、学习资源的创建做出了巨大的贡献：象形文字的发明，体现了我们祖先的智慧，是世界上唯一没有失传而保留下来的古文字；造纸术和印刷术的发明，不仅为人类知识的广泛传播创造了条件，为知识大量的复制和保存提供了可能，而且曾引发了世界范围的教育革命。将图本、实物模型等运用于教育活动中，也早于西方几百年，有的甚至上千年。虽然我们没有把它称为"教育技术"，但实质上形成了早期教育技术的初步实践。

中国是世界四大文明古国之一，有五千年的文明史。即使从春秋战国时期开始出现专职教师、学坛算起，也有两千多年的历史。诸子百家对教育的本质、目的、原则、规律、方法，以及技术的本质、目的、作用、价值都有过深刻、精辟的论述，从时间、深度和广度上远远胜于西方相关的阐释。只是我们没有很好地加以整理、提炼使之系统化、理论化，使老祖宗的优秀文化遗产淹没于浩瀚的文牒之中。由于我们缺乏文化自信，只能借助他人的理论和做法来指导自己的教育实践，因而出现水土不服、舍本求末的现象也就不足为怪了。

任何一个成熟的学科都有自己的发展史，教育技术学科自然也不能例外。教育技术史是研究教育技术产生、发展及其规律的一门学问，通过对教育技术发展历程的考察，在研究其内在的逻辑联系和发展规律的同时，还应该探讨教育技术与整个社会中各种因素的相互联系和相互制约的辩证关系。

这部《中国古代医学传承中的教育技术分析》是谢云对自己的博士学位论文充实后的奉献，通过对我国古代医学传承过程中所用到的手段和方法的考查，解析了其中的媒体技术和智能技术，阐明了教育技术的存在。

谢云在本科读的是江西师范大学教育传播系教育技术专业。每逢寒暑假，却总喜欢泡在家乡极有名气的老中医的诊所里，看着他姨夫悠然把脉、捏指沉思，娓娓道出病情，对症开出药方，对中医产生了极大的兴趣和崇尚；进而从辨认药方上那些形同天书的文字开始，背诵常用药名，学习使用戥子称药、用铡刀切药，用擂钵碎药、晾晒草药、立式踩碾盘⋯⋯；最后开始学习拿药，几年下来"手艺"渐臻成熟，对一些常用的药物甚至可以做到"一抓准"，从而奠定了初步的中医药基础。

谢云攻读硕士学位时选择的是课程与教学论专业信息化教育方向,师从钟志贤教授,掌握了坚实的教育学理论基础知识,并继承了他导师的刻苦钻研、勤于思考和勇于创新的精神。他在读博士之前已经是副教授,具备了教育学、教育技术学科的专业背景,并对中医药有了一定的认识。

2011年,谢云考入内蒙古师范大学科学技术史研究院,攻读教育技术史博士学位。学习期间刻苦努力,善于思考,掌握了史学研究的基本方法,逐步形成了开阔的教育技术史研究视野;他勇于提出问题、力排众议,坚持自己的研究方向。作为他的导师,看过他从浩如烟海的文史古籍中查阅资料的困惑;看过他从经学、算学、天文、地理、农业等各个领域逐步聚焦到传统医学上的艰辛;也看到他从一个医学外行到完成这样一部专著的喜悦。这部书的篇幅虽然不长,但其中记录了一个研究者的成长之路;这部书的结构并不复杂,但所展示的视角对我国教育技术史的研究领域却具有开拓的意义。

历史研究是一项苦差事,需要披览史籍、剥茧抽丝,鉴别真伪、去芜存菁;而教育技术史研究,尤其是古代教育技术史的研究,更是一件费力不讨好的活儿,且不提现有的研究成果凤毛麟角,即便是已取得的成果也饱受质疑。谢云的研究为展示和了解中华民族对世界文明的创造与传承所做出的伟大贡献增添了新的视角,也为教育技术史的研究拓宽了方向。

为了促进教育技术学科的健康发展,进而加速教育现代化的进程,希望有志于教育技术史研究的仁人志士继续努力,早日提出更多、更新的研究成果。

谨以此为序。

中国教育技术协会学术委员会顾问、内蒙古师范大学
现代教育技术研究所所长、中国教育技术史研究中心主任

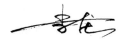

2017年8月于清心斋

前　　言

准确的说，这不是一本医学书，只是从一个教育技术人的视角出发，对中国古代文化传承起过推动作用的某些影响因素的思考结果。医学，因其悠久的历史、系统的体系、庞大的社会基础而成为了本书被研究对象。

此书是一次为中国教育技术史重新厘定起点的尝试。在教育技术知识的普及过程中，教育技术史一直扮演着一个很重要的"路人甲"角色。说它重要，是因为全国各级各类师范生几乎都要学习教育技术课程，而每位教育技术授课教师的开篇第一课基本上都是讲述教育技术发展史；说它是"路人甲"则是因为多数教师讲述教育技术发展史都只需要花费一个或者半个课时即可，而且讲述内容多是美国教育技术发展史；在各种涉及教育技术的考试中，教育技术史内容也通常免考。似乎有个观点盛行：中国的教育技术历史太短，不值得研究，教育技术史就是从民国开始，古代不存在教育技术。事实却未必如此，算学中有算筹、七巧板、九连环；医学中有针灸铜人、经络漆人；木工有鲁班锁……本书即是这样一本无中生有的书。

整体而言，本书呈现了两个比较明显的特点：

其一，本书力图"伪装"成一部专著。因为全书只希望表达一个"不太合群"的观点，即中国古代是存在教育技术的，无论是经学教育、算学教育、农业教育，或是其他学科领域。书中主要对医学领域存在的教育技术现象进行了梳理，内容以传统中医，即汉医学为主，借鉴了今日中医学科体系架构予以描述；此外，对少数民族医学中的部分典型现象也进行了分析，如藏医中的曼唐、蒙医中的铜人等；除了世俗医学，对宗教医学中的道教医学也用专门章节作了阐述。所有这些都是为佐证上述观点。

其二，本书更象一本教材。全书呈现的就是一个问题解决的思路。首先，根据中国教育技术起源模糊的观点确立问题；其次是参照史学研究的技术路线，构建了一个教育技术史的研究范式；而后是以古代传统医学教育为例，对其中的典型教育技术史实进行了描述、技术特征分析；并采用数学统计方法辅助分析；最后提出了"古代教育技术"的学术概念，并尝试对古代医学教育技术的发展进行了阶段划分。最终希望这个研究思路能对其他学者所认同。

本书没有什么创新，只是从教育技术学的视角把医史文献进行了重新的"堆砌"。

这本书是在作者博士论文基础之上进一步充实拓展的产物。成书过程中查阅了多家图书馆、医史博物馆资料；并得到过内蒙古师范大学李龙教授、江西师范大学钟志贤教授、中国中医科学院牛亚华研究员等专家指点，江西师范大学 Z-Team 团队的大力支持，以及科学出版社王超、滕亚帆两位编辑老师的倾力帮助。此外，囿于篇幅，书中对涉及的各类图形、模型提供了少量典型范例。为丰富读者所需，本书特提供了相关数字资源展示，其中包括古今各种针灸模型、全套曼唐图画，以及部分歌诀的配乐诵读等内容；诵读部分由江西师范大学曹东云博士倾情配音，在此一并致谢。

书中引用了大量医史文献资料，作者均尽力标注了来源出处，若有任何遗漏或牵涉版权问题，欢迎来电来函联系。

最后，本书希望能成为教育技术与医史文献类专业人员参考书籍。

谢　云

2017 年 8 月于南昌

目　　录

第 1 章 绪 论

在教育技术史的研究中经常遭遇质疑：中国古代有教育技术吗？古代是否存在教育技术？对此，似乎不难做出推论：自从有了人类社会，必然存在教育；进行教育活动必然涉及教育手段和方法，对教育中采用的手段与方法的思考就是教育技术。因此，古代社会也必然存在教育技术。

1.1 对教育技术起源的疑惑

当我们要准确描述教育技术起点的时候，一直存在着一个无法回避的矛盾：那就是，在教育技术领域一直都认同直观教育形式的存在，但对教育技术的起源界定却始终是模糊的，通常都是以 19 世纪末与 20 世纪初电子媒体的介入为起点。笔者曾参与了全国教育科学规划课题"中国电化教育（教育技术）发展史"的研究工作。在研究过程中发现，中国的教育技术不仅仅是从 20 世纪初才开始的以现代科学技术为基础的电化教育，早在 19 世纪就已经开始有关于幻灯与光学投影的研究，还有更早的有关直观教学的工具、模型，以及在人类学习、知识传播过程中的创造和发明。

国内教育技术圈通常认为，早期教育技术就是"电化教育"。"电化教育"这一名称诞生于 1936 年 7 月，民国政府教育部与金陵大学合办"教育部电影教育与播音教育人员训练班"，在正式发布的文件中，时任教育部社会教育司司长陈礼江将其命名为"电化教育人员训练班"[①]。自此，电化教育成为以电影教育为代表的新型教学形式专有名词。"教育技术"这个概念则是 1970 年产生于美国；80 年代开始在国内受到关注；至 90 年代，电化教育名称逐步向教育技术过渡；1993 年起，全国电化教育专业基本更名为教育技术专业。"教育技术"这个名称开始盛行，在大多数场合替代了"电化教育"名称。

虽然电化教育的名称出现在 1936 年，但有学者认为，电化教育活动的起源比名称出现得要早。最早的历史记录可以回溯至 19 世纪末。1864 年，美国人狄考文夫妇在山东登州"蒙养学堂"运用照片进行教学；1898 年，孙熹圣在山东登州文会馆（前身即蒙养学堂）制作电影用于教学；1903 年，孙熹圣在南京汇文书院任教，运用电影进行教学[②]。

在国外，对教育技术的起源记录似乎可以再往前推 200 余年。1640 年传教士奇瑟发明了幻灯机；但现有的记载是在 1654 年，由德国人基夏尔记录了幻灯机的发明。也有学者认为捷克教育家夸美纽斯才是教育技术发展的先驱，主要标志是其著作《世界图解》（1658）的出现，该书是第一部以图文混排的方式来编写的教学读物。

要探讨什么时间点？哪个标志性事件才是教育技术真正的起源？我们似乎必须重新剖析今日教育技术的本质内涵。

1.2 对教育技术内涵的认识

要剖析教育技术的内涵，首先不可回避的问题是对教育与技术概念的界定。

---

① 孙健三. 关于电化教育名称的由来及学术内涵[J]. 电化教育研究，2007，（1）：73
② 阿伦娜. 电化教育的孕育与诞生[J]. 电化教育研究，2010，（12）：112

1.2.1 教育

一般认为，教育是培养人的一种社会活动，它同社会的发展、人的发展有着密切的联系。从广义上讲，凡是增进人们的知识和技能、影响人们的思想品德的活动，都是教育。狭义的教育，主要指学校教育，其含义是教育者根据一定社会（或阶级）的要求，有目的、有计划、有组织地对受教育者的身心施加影响，把他们培养成为一定社会（或阶级）所需要的人的活动[①]。

以往，我们对教育的认识大多数定位在学校教育的层面上，认为人受教育的时间是从幼儿园开始，到高等学校（包括成人院校）毕业为止，实际上这是一种狭义的教育观念。随着科学技术的进步，知识更新的周期越来越短，人们只有不断地学习，才能适应社会的发展。终身教育被提到日程之上，受教育的时间延长至人的一生，而受教育的空间则延伸至工作单位、家庭和社区，包括人们所在的任何地方。信息技术，尤其是网络技术的发展，为终身教育的实现提供了可能。因此，应该从广泛的意义上理解教育，即学校教育、开放教育（社会教育、民众教育、终身教育），正式学习和非正式学习都是教育的组成部分。

1.2.2 技术

英文"技术"一词出自希腊文 techno（工艺、技能）与 logos（词、讲话）的组合，意思是对工艺和技能进行论述。最初，它仅指各种应用技艺，与直接的操作联系在一起；随着人类社会的发展，"技术"一词的应用越来越广泛，从而导致了对它的理解和表述的多样性。

刘大椿先生在《科学技术哲学导论》一书中把技术的定义分为狭义和广义两种，分别引用戴沙沃、麦基、罗波尔、米切姆、邦格、埃吕尔、马尔库塞等学者的观点进行说明。广义的技术包括在解决某一问题的过程中，涉及的所有物化技术和智能技术的有机整合；狭义的技术强调其中一部分技术而并非全部。并且，"技术的本质决定了它具有双重属性，其自然属性表现在任何技术都必须符合自然规律，其社会属性则表现在技术的产生、发展和应用要受社会条件的制约[②]。"

基于对技术的概念、要素和构成的研究，李龙教授曾提出：技术是人类在利用自然、改造自然，以及促进社会发展的过程中所掌握的各种活动方式、手段和方法的总和。

它包括经验形态、实体形态和知识形态三大要素，并由此形成不同的技术结构。实体形态的技术与具体的物质（工具、设备、材料）有关，我们把它称为物化技术（简称手段，即一般狭义理解的技术）；经验形态和知识形态的技术主要与人的智力有关，我们把它称为智能技术（简称方法）。因此可以认为，技术由物化技术（手段）和智能技术（方法）两部分所组成[③]。

1.2.3 教育技术

教育技术是由"教育"和"技术"相互融合而形成的，而不是简单地相加。有关教育

① 董纯才，刘佛年，张焕庭. 教育[A]//中国大百科全书·教育卷[M]. 北京：中国大百科全书出版社，1985：1

② 刘大椿. 科学技术哲学导论[M]. 北京：中国人民大学出版社，2000：225-232

③ 李龙. 教育技术学科的定义体系——一论教育技术学科的理论与实践[J]. 电化教育研究，2003，（9）：3-8

技术的定义很多，我们选择国内外两种有代表性论述如下：

尹俊华在《教育技术学导论》中提出：从广义上来说，教育技术指的就是"教育中的技术"，指人类在教育活动中所采取的一切技术手段和方法的总和。它分为有形（物化形态）和无形（智能形态）两大类[①]。从上面的定义可以看出，教育技术不仅仅指有形的物化技术（有时又称为媒体技术），如幻灯、电影、广播、电视、计算机、网络等，还包括无形的智能技术，如系统方法、教学设计等。在物化（媒体）技术和智能技术共同作用下，通过优化教学过程和丰富教学资源，从而提高教育教学的绩效。

美国教育传播与技术协会（AECT）在 1994 年所发布的教学技术的定义是：教学技术是为了促进学习，对有关的过程和资源进行设计、开发、利用、管理和评价的理论与实践[②]。该定义中"有关的过程和资源"既可以理解为"学习过程和学习资源"，也可以理解为"教学过程和教学资源"。

一切能够支持人类进行学习（或教学）的人力、物力条件都可以称为学习（或教学）资源；而学习过程既包括以教师为主导的教学活动，也包括以学生为主体的学习活动。根据上述定义，教育技术所研究的问题可用图 1-1 表示[③]。

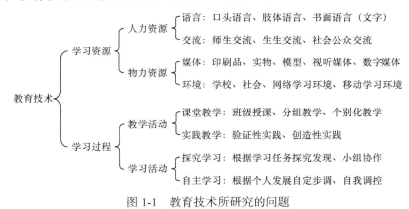

图 1-1　教育技术所研究的问题

图 1-1 中所涉及的问题，尤其是"学习过程"中的很多问题都与教育学研究的内容高度相关。因此，在教育技术研究中，更多地关注"在技术支持下"的学习过程，而不是所有的学习过程，这一点是和教育学研究的区别。

由此可以得出结论：教育技术应该包含教育活动中的有形（物化形态）技术和无形（智能形态）技术两大类，教育技术所研究的问题应该满足图 1-1 中所列出的内容。

在教育技术研究的问题中，学习资源是指有利于人类学习的一切条件，既包括人类资源，也包括非人类资源（物质资源）。祝智庭教授（2001 年）认为广义的学习资源可以分为：①自在的学习资源，指整个人类环境、物质环境中具有的、可为人类学习利用的资源系统；②自为的学习资源，指专门为达成一定的教育/教学目的而设计的资源系统。

① 尹俊华.教育技术学导论[M]. 北京：高等教育出版社，2011：66

② 〔美〕巴巴拉·西尔斯，丽塔·里奇. 教学技术：领域的定义和范畴[M]. 乌美娜，刘雍潜，译.北京：中央广播电视大学出版社，1999：25

③ 李龙.《教育技术学导论》讲义. 内蒙古师范大学现代教育技术研究所，2005

1.3 技术引发的教育革命

纵观教育的发展历史，多数学者认为曾经发生过五次明显的突变，有的学者将其称为五次教育革命：①口头语言的产生引起的教育革命；②文字的创造和使用引起的教育革命；③印刷术的发明引起的教育革命；④电子模拟技术的应用引起的教育革命；⑤计算机与网络技术的应用引起的教育革命。仔细分析上述各阶段形成的原因，都是由于不同技术（技能、技巧）的介入而产生的。对应上述各个阶段，产生了不同的教育活动方式，其中包括相应的学习方式和教学方式（图1-2）。

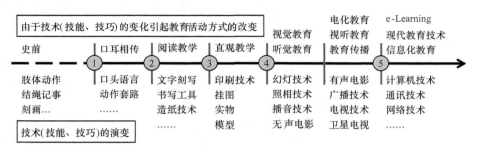

图 1-2 教育革命与教育技术发展阶段的对应关系

本书将以引发前三个阶段教育革命的、与教育相关的技术（技能、技巧）的演变为主线，来分析研究我国古代对人类学习媒体和学习工具的革新所做出的贡献。

我国是世界上四大文明古国之一，有着5000年的文明史。即使从春秋战国时期算起，也有2000多年的历史。在这漫长的历史进程中，中华民族为人类的文明进步做出了独特的、不可磨灭的贡献。但是在检索历史文献的过程中却发现，我国对于人类知识的创造与传承的贡献，以及对教育发展的影响，远远没有受到应有的重视和充分的体现，更多的只是从哲学和思想上的概括和演绎。

无论以什么名称来命名教育技术，其本质都一样，那就是以技术来影响并促进教育的发展；而技术存在的形式多体现为学习媒体与学习工具及其在教育中的应用。当人们在关注教育活动的同时，往往容易忘记了学习媒体与学习工具的存在。

1.4 分析范围的界定

古代教育技术这一概念所包含的范围极其广阔，且时间跨度久远，现对分析过程中所涉及时间与对象作一具体限定。

1.4.1 时间范围

在本书中，"古代"泛指1840年之前的中国社会的发展历程，重点是从春秋战国时期开始的历代封建王朝。历史学中"古代"的概念，并非简单的时间概念，而是一种社会形态的描述，从"中国古代史"和"世界古代史"的断代中可见一斑。对"中国古代"的定义，历史学界已形成定论，以1840年中英鸦片战争爆发为分界线，将1840年前的中国历史称为古代史。而世界古代史的分界线约为1500年，其标志是大航海运动。此前，世界各地区非常孤立，基本上没有什么联系，所以大航海运动之前的世界历史，被历史学界定义为"世界古代史"；此后，世界各地区通过资本主义广泛地联系起来，所以大航海运动之后的世界历史，被历史学界定义为"世界近代史"。

1840 年以后，以照相机、留声机等为代表的大量西方技术设备开始进入中国，在中国开始应用于民众教育，这一时期技术手段具有显著近现代技术特点；而现有的中国近代教育技术史基本以这些技术设备的应用研究为起点，因此，书中将以 1840 年作为研究的时间节点。

1.4.2　对象范围

为了对教育技术起源及发展历程有一个严谨的结论，本书力图对近代电化教育之前的各种教育技术形态进行分析和研究，但中国传统文化传承涉及的范围太广，无法面面俱到；而医学教育领域是各种技术手段应用较为系统的范畴，因此书中将以中国古代传统医学教育为对象。

中国古代传统医学具有几个鲜明特点：首先是历史悠久，据记载最早的中医学专著《黄帝内经》产生于战国后期，距今已达 2000 年之久。其次是理论系统，中医学以阴阳五行、运气、藏象、经脉、脏腑等学说为理论基础，也有"四诊合参、辨证论治"等系统诊断理论，有针灸、火罐等特色治疗方法，用于实践的药物达数千种之多。再则是影响深远，中国传统医学不但在国内影响巨大，对世界诸多国家也有过积极作用，并催生了汉文化圈的各种医学流派，如韩国东医学、朝鲜高丽医学、日本汉方医学、越南东医学等。

1.5　已有研究

1.5.1　技术影响教育的研究

对于关注 1840 年以前，且从教育技术发展史视角进行研究的项目较少，目前检索到的只有一篇学位论文，即 2008 年内蒙古师范大学赵明哲撰写的硕士学位论文"宋代科技对中医教育影响的研究"，文章从科学技术发展角度对宋代中医教育发达的原因进行了剖析；作者认为宋代是古代科技和手工业发展的顶峰时期，天文学、算学和化学中的某些成果在一定程度上影响着中医学的发展，铜器制造业和活字印刷业等手工业的繁荣为中医教学辅助手段的制作提供了物质基础。化学方面胆铜法的改进及推广，为铜的冶炼提供了高效方法，而铜器加工又为针灸的发展提供了针具和针灸铜人。印刷业、造纸业和制墨业的繁荣使校订、梳理、注释和整理古医籍的工作成为可能，古医籍得以大量印刷发行，扫除了中医学发展的技术障碍。宋代稳定的政治局面、宽松的学术环境及医学教育体制的完善，促进了我国中医教育的发展。

此外，对古代医学教育进行的研究已有较为丰富的成果，有对古代医学教育史的系统研究，也有对具体教学手段的发展脉络进行专项研究的，如医书图像、针灸歌诀、少数民族医药、中外医学交流等。

1.5.2　对古代医学教育史的研究

对中国古代医学教育进行过系统研究的有黑龙江中医药大学博士学位论文"中国古代

医学教育简史"（周鸿艳，2007），其应用断代研究法，按先秦、秦汉三国两晋南北朝、隋唐、宋金元、明清五个阶段进行研究；其中对各历史时期的教学手段、教学工具都有涉及，尤其是对隋唐时期官办医学教育的课程内容、学制、考核方式、教学手段都有详细介绍。另外，李经纬的专著《中医史》中对中医教育发展过程中一些重要教学技术进行了介绍，如针灸铜人等（李经纬，2007）；盛亦如与吴云波著的《中医教育思想史》则对古代中医教育的指导思想、教学方法等进行了介绍（盛亦如、吴云波，2005）。此外，盛亦如的文章《中国中医教育史研究60年》对近年来中医教育史的研究做了简要概括；张新平、王楠、张卫东的《中国古代大一统朝代的政府医学教育》，聂宏、杨天仁、常存库的《中国古代官办医学教育的多维分析》，程磐基、吴鸿洲的《中国古代医学教育模式探讨》都分别对古代医学教育形式进行了系统分析。

1.5.3　对古代医学图像的研究

中国中医科学院中国医史文献研究所承担的中国中医科学院自主选题研究项目"中医古籍图像分类整理研究"，以《中国中医古籍总目》为纲，第一次全面梳理了古籍图像，包括诊法、本草、针灸、推拿、内科、女科、儿科、外科、伤科、五官科、养生、基础12类中医古籍2773种，载入图像4.1万幅，编辑完成《中医古籍图像资料汇编》90册，收录图像2.9万余幅[①]，在此基础上取得了系列成果。

杨亦周的硕士论文"中医伤科古籍图像整理研究"对中医伤科古籍图像的概念进行了界定，将民国以前的伤科古籍图像分为基础图、诊断图、治疗图、器具类图、经络穴位图、内景图、理论图、禁忌图、符咒图及拳法图十大类，并对这些图像的传承脉络进行了学术梳理。该文章是对中医伤科图像研究最为全面的一项成果。

孙清伟的硕士论文"中医本草古籍图像研究"，依据《中国中医古籍总目》中"本草"类收录的著作449种进行调研；对药物图、诊断图等10类图像的基本概念、数量及内容等进行了归类总结；从药物形态图、药物炮制图和药物关联图三个维度对药物图进行了细致阐述；最后对图像与本草学术传承，以及与中国传统文化的关系进行了初步探讨。

任旭对中医眼科古籍图像的研究（任旭，2011），以《中国中医古籍总目》记载的眼科类94种古籍为对象，对其中有图像的71种古籍计1483幅图像进行分析，将内容分为中医基础理论图、经络图、眼睛解剖图等14类，对其中的眼科图像特色进行了详细介绍。

任旭对中医喉科古籍图像的研究（任旭，2012），以《中国中医古籍总目》记载的喉科类287种古籍为依据，对189种喉科古籍中有图像的86种，计2958幅图像进行分析；并按理论图、脏腑图等10类划分进行了介绍。

王淑民、罗维前主编的《形象中医：中医历史图像研究》，该书以有关中医历史的图像资料为研究方向，收集大量中医古籍中的图像加以研究论述，重点在于结合图像介绍中医。书中收集文章39篇，内容涉及针灸诊法、本草、临床文献、妇儿、宗教与养生、藏医、中外交流等相关中医文献中的图像研究。

张志斌、李经纬主编的《图说中医》共有医史、中药、针灸、养生、疾病诊疗、宫庭医学6个分册，图文并茂，收录大量医书和非医书中的图像，结合文字，介绍中医相关的医史、中药、针灸等中医理论知识。

---

① 梁启成. 我国首次开展中医古籍图像研究[J]. 中医药管理杂志，2011，12：1147

黄龙祥主编的《中国针灸史图鉴》对针灸史上所涉及的外景图、内景图、明堂图及其他按摩图像等进行了介绍，是目前针灸学史上最为全面的图集。

此外，杨廉德（1988）、任玉兰（2004）对铜人腧穴针灸图经的源流进行过研究；还有其他的研究，如朱肱"经络图"的源流（申玮红，2006）；明堂图的源流（潘萍等，2008）；宋代解剖《存真图》的来源（李鼎，1998）；《敖氏伤寒金镜录》的流传（梁嵘、王召平，2002）；苏颂《本草图经》的演变（金丽，2009；顾秀杰，2003）；道家练功图（林沁臻，2005）、汉代《导引图》的源流（李健兵，2011）；宋代医事画的研究（王琳，2012）。

1.5.4 对古代医学歌诀的研究

纪征瀚的硕士学位论文"古本草歌赋的文献研究"（2005）对古本草歌赋的含义进行了界定；然后介绍了古代本草歌赋的历史沿革、类型和作用，以及主要本草歌赋文献的考证。艾莹的硕士论文"古代针灸歌赋的文献研究"（2011）对古代针灸歌赋的含义、历史沿革做了简要概括；并对宋辽以来，直至明清的歌赋进行了全面阐述；最后根据歌赋特点进行了分类与作用介绍。

1.5.5 对少数民族医药发展的研究

《西藏医学史》（王镭，1991）古本成书于康熙二十五年，到1983年才翻译整理成汉文版，增加了近现代藏医历史。书中介绍了藏医的涵义、起源、传播等内容。李宏红的硕士学位论文"清朝蒙医医事制度研究"（2006），宝音图、赵百岁的《蒙医教育发展史》则分别介绍了明清以来蒙医发展的过程与形式。

在藏医教育中曾起过重要作用的曼唐是藏医教育研究的重点，如对80幅曼唐全面介绍的《四部医典系列挂图全集》（王镭，1983）；对曼唐版本源流进行的研究（穆风、务力，1997）；对曼唐的作用贡献的研究（李毛措，2012；扎西东主等，2010；本考、杨乐，2009；根桑，2009；张实，2001）。

在蒙医教育中曾出现过的蒙医疗术铜人，包金荣的博士学位论文（2012）作了最为详细的研究，文章对蒙医疗术铜人的来历、外观、制作材料、制造地、制作方法进行了考证，同时对其穴位定位、穴位名称及穴位适应证等方面进行了探讨。此外，对蒙医铜人还有过的相关研究主要是关于铜人的来历与概况（包金荣、阿古拉，2011；玉兰、阿古拉，2011；刘海波，1997）。

1.5.6 对中医与邻近国家的交流史研究

李经纬教授的专著《中外医学交流史》（1998）是一本系统介绍中外医学对外交流的著作；该书从秦汉开始，依次介绍了两晋、隋唐、宋元、明清及近现代时期中外医学交流情况；不单介绍了中医对周边国家的影响，还介绍了印度医学及西域各国对我国医学发展曾经产生过的影响。

在各国的医学交流中，与日本的医学交流是研究热点，尤其是江户时期。如对江户时期汉方医学教育的介绍（陶惠宁、神津忠彦，1997）；明清时期江南伤寒名家对日本汉方医学古方派的影响（吴中平、陈孝银、檀上敏秀等，2000）；日本江户时期传入的中国医书（真柳诚，2002）；中医学对日本汉方医学形成的影响（郑红斌、陈咸，2003）；日本历史上发现的中医药古文献（马继兴，2009）；《本草纲目》在日本江户时期的影响研究（周敏，2009）；中国明清时期与日本江户时期传统医学教育的比较研究（扈小健，2011）。中医对朝鲜、越南等国的影响有：中医药传入日本与朝鲜的研究（薛益明，2009）；《东医宝鉴》中的"面部分候脏腑图"（张丽君、丁侃，2011）；中医学对越南传统医学的影响（周伟民、胡冬裴，2013）。

综合梳理各种研究成果发现，目前从学习工具和学习媒体视角对我国古代传统医学教育进行系统研究的项目仍然不多。

本书将对曾经影响我国古代医学教育传承的各种技术形态进行概括、梳理，筛选出中国古代医学教育发展中曾经出现的教育技术形式；并依照教育技术的核心理念对其进行综合分析，希望建立起医学教育领域的古代教育技术原始范型；并以此佐证中国古代教育技术的现实存在；在此基础上，以期建立我国古代医学教育技术实践应用框架。

需要说明的是，本书并非对中国古代医学教育演变中的学习媒体与学习工具进行系统描述，只是针对其中部分产生过重要影响的技术（技能、技巧）进行分析和阐述。这是对医学教育技术研究的一个探索，是对医学教育发展史的有益补充，也是对教育技术学科发展历史的完善。

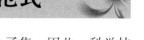

第 2 章　教育技术史的内涵与研究范式

无论是医学史还是教育技术史，都是科学技术史知识集合的一个子集。因此，科学技术史研究方法对于医学史或是教育技术史研究都有指导价值。

2.1　科学技术史与教育技术史

2.1.1　科学技术史

科学技术史是关于科学技术的产生、发展及其规律的科学。科学技术史既要研究科学技术内在的逻辑联系和发展规律，又要探讨科学技术与整个社会中各种因素的相互联系和相互制约的辩证关系。因此，科学技术史既不是一般的自然科学，也不同于一般的社会历史学科，它是自然科学与社会科学之间的一门综合性学科。

科学技术史研究的基本内容应该包括三个方面：①研究科学技术发展本身的逻辑，揭示科学技术发展的内在规律；②研究社会因素的制约性，揭示科学技术发展的社会历史条件；③研究科学技术对社会的反作用，预示科学技术未来的发展。

一般来讲，科学技术史的研究应该遵循科学史的规则，它可区分为三个不同的层次：

（1）自然的历史：是指科学发展的客观的实在过程，它作为一个自然自在的、进化的社会历史系统的子集，是人的能动的科学活动、必要的科学环境及实在的科学认识对象的统一。

（2）描述的历史：是指人们对科学的历史现象或历史事件的描述，它作为人类对过去自然历史实在的有限知识的一部分，既包含着以不同的途径或方式对自然历史的直接叙述，也包含着科学史学家们对自然历史实在的某种特定的选择、推论和假设。

（3）理论的历史：是指科学史学家们对"描述的历史"的研究及其理论成果，即是对"历史的理性重建"，或是给出了"历史的意义理论"；它是对"描述的历史"的本质的理性反映，试图在"描述的历史"的基础上，给出"自然的历史"发展的客观性、过程性和规律性的意义解释[1]。

有学者按哲学认识论、史学方法论、科学与社会关系的三个角度，将科学史分为三个层面（图 2-1）[2]。

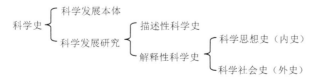

图 2-1　科学史的层面

① 郭贵春. 科学史学的若干元理论问题[J]. 科学技术与辩证法，1992，（3）：6
② 刘凤朝. 科学史的层次划分及其编史学意义[J]. 自然辩证法研究，2002，（1）：35

　　科学技术史是理学的一级学科，它的研究范围主要涉及理、工、农、医四大学科门类，但是又不仅仅局限于自然科学领域，而是向人文社会科学领域高度发散，其与科学技术哲学的关系极为密切，这是该学科最重要的一个特点。

2.1.2　教育技术史

　　（1）教育技术史研究的缘起：从前述教育技术的定义可以看出，教育技术是随着教育的产生而产生，随着科学技术的进步而发展的。因此，教育技术的历史如同教育的历史一样源远流长。在有文字记载的人类历史中，教育活动从最初的口耳相传、手抄记录，到使用印刷品、实物、模型等传统媒体，经过了几千年的时间。从 19 世纪末开始，由于科学技术的迅速发展，科技产品进入教育领域，使得教学媒体日益增加，发展到幻灯、投影、电影、广播、录音、电视、录像、计算机、网络、虚拟现实环境等现代媒体；而传播理论、系统理论、整体理论的发展，则从方法上给教育教学问题的解决增添了科学性、规范性和艺术性。

　　在过去，只是由于"技术"的含量不高，通常把教育技术归到教育手段和方法之中，而未单独列出。20 世纪以来，由于"技术"在教育过程中的作用越来越重要，逐渐形成了除教师、学生、教材以外的影响教学结构的第四项重要的因素——媒体（实际上包括教学媒体、资源和环境）。它不但影响教学内容、教学策略，还影响教学理念和教学的组织形式。

　　电化教育只是教育技术发展的历史长河中的一部分。如果把它称为现代部分，那么还有很长的一段历史——古代部分还没有去研究。因此，建立"教育技术史"研究方向，专门对人类运用教育技术不断促进教育发展的历史渊源、作用、价值进行深入研究，无论对教育技术本身，还是对整个教育领域的健康发展，都是极为重要的。

　　（2）教育技术史研究的对象：史学研究的对象是具体的历史，任何时代的历史事物都不可能孤立地存在，必然与其他历史事物存在着时间上、空间上的联系[①]。教育技术史研究的对象是教育技术具体的发展历程，包括过去的事实本身，也包括人们对过去事实有意识、有选择的记录。

　　（3）教育技术史研究的领域：可以分为以下几个方面。

　　1）时间系列：以事件发生的时间先后为依据，将教育技术的发生和发展顺序排列，给人以完整的过程，其中可以分为通史、断代史（古代教育技术史、现代教育技术史）、阶段史（初创阶段史、奠基阶段史、发展阶段史、深入发展阶段史）等。

　　2）空间系列：按照地理空间位置，可以分为世界教育技术史、国别史（中国教育技术史、美国教育技术史）、地区史（台湾教育技术史、香港教育技术史、亚洲地区教育技术史）等。

　　3）内容系列：可以有综合史、专门史（视听教育史、电化教育史、计算机辅助教育史）、机构史（金陵大学电化教育史、中国电影协会史），以及大事记、年表等。

　　4）人物系列：历史是人类活动的记录，因此可以根据不同的代表人物活动的轨迹，开展个人系列（中国教育技术学家、外国教育技术学家）、专门群体（电化教育学派、教育技术学派）思想史的研究[②]。

---

① 刘新成主编. 历史学百年[M]. 北京：北京出版社，1999：467
② 中国教育技术协会. 李龙教育技术文选[M]. 北京：中央广播电视大学出版社，2009：127-129

2.1.3　教育技术史与科学技术史的关系

参照科学史研究的层面，可以对教育技术史研究的内容进行划分归类，形成教育技术史研究内容的分类体系，如图 2-2 所示。

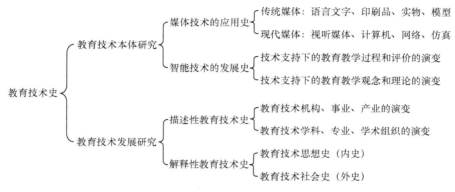

图 2-2　教育技术史研究内容的分类体系

从图 2-2 中可以看出，教育技术史的研究可以分为教育技术本体研究和教育技术发展研究两个领域。

教育技术本体研究领域包括媒体（物化）技术的应用史研究和智能技术的发展史研究。媒体（物化）技术的应用史研究涉及对所有媒体（包括传统媒体和现代媒体）在教育教学中的应用的历史及其作用与价值的判断；智能技术的发展史研究涉及对在技术支持下教育教学过程和评价、教育教学观念和理论的演变过程及其作用和价值的判断。上述内容显然倾向于"技术史"的研究领域。

教育技术发展研究领域包括描述性教育技术史研究和解释性教育技术史研究。描述性教育技术史研究用于对教育技术组织（包括教育技术机构、事业、产业，以及学科、专业、学术组织）的发展历程、作用与价值的阐述；解释性教育技术史研究则通过对教育技术人物思想的发展与变化、教育技术与社会发展的作用与反作用的分析，阐释教育技术的作用与价值。上述内容显然倾向于"科学史"的研究领域。

从上述分析可以看出，教育技术史不仅仅涉及技术史（如媒体技术的应用史和智能技术的发展史）的研究领域，而且涉及科学史（如教育技术思想史和教育技术社会史）的研究领域。

2.2　教育技术史的研究范式

2.2.1　史学的研究范式

利莱（S. Lilley）认为，所有的历史研究必须经历两个阶段。第一阶段是编撰事件——重要的是在一种描述意义上准确地发现发生了什么。当编撰足够的事件后，进入第二阶段，现在的问题是在事件之间建立因果联系，达到理解为什么事件是这么发生的[①]。

---

① 黄小寒. "自然之书"读解——科学诠释学[M]. 上海：上海译文出版社，2002：202

拉卡托斯则断定："科学史是以规范的方式加以选择和解释的事件的历史。"他也坚持认为，在撰写一个历史上的案例研究时，应该采取下述步骤：做出合理重建；尝试将合理重建同实际的历史进行比较，并对合理重建的缺乏历史真实性和实际历史缺乏合理性做出批评[①]。

至今，科学史界通常的编史思路认为，组织科学史的一种方式就是将其分为"水平"和"垂直"两个断面（图2-3）。水平科学史可以理解为对给定的狭窄主题的整个时期的发展的研究；如某个科学专业、某个问题领域或者某个智识主题；典型的就是学科史或亚学科史。垂直倾向的史学家所关注的科学只被看作是某一时期的文化生活和社会生活的一种元素。这种元素不能和该时期的其他元素分离开来，它和这些元素一起形成了"时代精神"的特征，而这种时代精神恰恰就构成了这种类型的科学史的真实领域。如果说水平史是科学狭窄部分的一部电影，而垂直史则是整个情形的一张快照[②]。

本书拟将历史研究分为三个层次：第一层次是事实判断，这是历史研究的基础和出发点；第二层次是认识判断，在占有大量真实可靠的史料之后，怎样认识历史事件中的因果关系，透过历史现象看本质和一些深层次规律性问题；第三层次是价值判断，即探讨各种历史事件和历史人物在当时所起的作用及其对后代的影响[③]。三个层次之间的关系可以用图2-4表示。

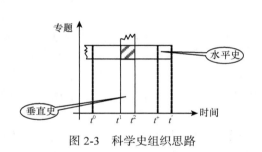

图2-3　科学史组织思路

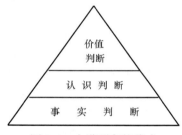

图2-4　史学研究的范式

按照上述层次，史学的研究过程可以分为以下三个阶段：

第一阶段，按照选题收集史料并进行鉴别。收集的史料应该是第一手原始材料，包括图书、历史文献档案、实物、照片、音像材料、访谈记录等，而不应该是第二手、第三手材料，尤其不应该是从网上下载的、经过别人编辑的所谓"史料"。别人的研究成果只能作为参照，而不能作为依据。在对收集到的史料进行初步整理后，可按照"时间顺序、三方互证"的方法进行去伪存真的鉴别过程，选择最有价值的史料作为基本事实。

第二阶段，在认定事实的基础上，从当时的社会背景、人物关系出发，深入分析、探讨历史事件的来龙去脉，理清因果关系。透过历史的表面现象剖析事件的本质，从中揭示深层次规律性问题。

第三阶段，在认识判断的基础上，探讨历史事件和历史人物在当时所起的作用及其对后代的影响。需要注意的是，要运用历史辩证唯物主义的观点进行价值判断，而不是用现在的观点去评价当时的事物。

① 拉卡托斯. 科学研究纲领方法论[M]. 上海：上海译文出版社，2005：73
② 〔丹麦〕赫尔奇·克拉夫著，任定成译. 科学史学导论[M]. 北京：北京大学出版社，2005：88-89
③ 林甘泉. 关于史学理论建设的几点意见[A]//瞿东林主编. 史学理论与史学史学刊（2002卷）[C]. 北京：社会科学文献出版社，2003：7-9

2.2.2　古代医学教育技术史研究范式

教育技术史作为科学技术史的分支学科，应该严格遵循一般史学的研究范式。下面根据本研究，介绍问题的提出和研究方案的设计。

（1）研究问题的提出：中国古代传统医学主要由民族医学、宗教医学和民间医学三大部分组成，构成体系如图 2-5 所示。

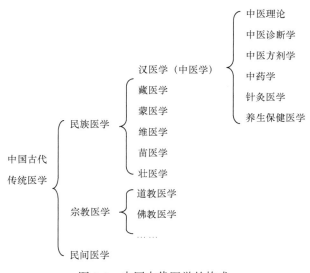

图 2-5　中国古代医学的构成

民族医学中尤以汉医学最具有代表性，通常将汉医学直接称为中医学。中医学的知识结构可以概括为六大部分：①中医理论，包括中医哲学和病理学理论（如阴阳学说、五行学说、经络理论等）；②中医诊断学，即中医察病知识部分，主要有"望、闻、问、切"四诊法；③中医方剂学，是阐述中医方剂配伍规律和临床应用的知识内容；④中药学，主要是对药物的起源、产地、采集、加工、使用原则、药量等知识的学习；⑤针灸医学，是以经络腧穴理论为基础，以针刺和热灸为方法的临床治疗知识；⑥养生保健医学，主要是探究人类生命规律，预防疾病，增强体质，益寿延年方法。民族医学除中医学（汉医学）外，还有其他少数民族医学，如藏医学、蒙医学、维医学、苗医学、壮医学及近乎消逝的满医学等。

宗教医学有道教医学、佛教医学等，除有类似于民族医学的临床治疗手段外；还有结合宗教修行方式产生的养生、炼丹等术。

民间医学，主要指流传于民间的群众自我医疗保健方法，未被医学经典理论解释与包容，多是经验的积累。有学者认为这类知识也属于中国传统医学范畴[①]，但民间医学多数只是依靠口耳相传，如铃医，基本没有医学教科书予以记载，所以不作为本书分析的对象。

从现有的史料可以证明，我国古代中医学（汉医学）知识与技能的传承，涉及口头语言、肢体语言及师徒之间的交流；所使用的媒介有医书（手抄本和印刷本）、图表石刻、工具（医疗器具）、模型（针灸模型、人体模型）等。而采用的教学方法主要是以师傅带徒弟

① 诸国本.中国民族医药散论[M]. 北京：中国医药科技出版社，2006：6

的方式进行，正是真正的因材施教、个别化学习和基于技术训练的实践教学。把它与教育技术的内涵相对照，可以得出图2-6的结果。

古代中医学（汉医学）{ 学习资源：口头语言、肢体语言、医书（手抄本和印刷本）、图表石刻、工具（医疗器具）、模型（针灸模型 人体模型）

学习过程：师傅带徒弟，因材施教、个别化教学、在实践中学习

图2-6　古代中医学（汉医学）与教育技术内涵对照

将图2-6与图1-2相对照可以看出，在我国古代中医学（汉医学）知识与技能的传承过程中，涉及有形（物化形态）技术和无形（智能形态）技术两大类，确实和教育技术相关。本研究以此为出发点具有一定操作可行性。

（2）研究方案的设计：依照史学研究规范，结合本研究设计思路，"中国古代传统医学中的教育技术研究"实施方案可分为三个阶段：

1）史料发掘阶段：这一阶段除了从中国古代传统医学的古籍文献中发现和提炼与教育技术相关的史料外；还包括有计划地访问中医研究机构和专家，进行深入访谈，以获得第一手信息。对收集到的史料进行鉴别、整理，分类归入各研究专题中，作为下一步研究的基础。

史料的检索方向主要是四个方面：一是医学教育史研究资料，包括学位论文、学术论文、专著、网络文献等；二是传统医学文献资料，包括医学经典著作、清代以前史籍；三是访问医史专家，如中国中医科学院医史文献研究相关专家；四是调查医史博物馆，目前大型医史博物馆全国有六家，分别是中国中医科学院医史博物馆、御生堂医史博物馆，以及北京、上海、广州、成都四所中医药大学医史博物馆。

史料的分类依据可从两个角度考虑，对于媒体技术形式可依据信息传输方式进行区分，即视觉媒体、听觉媒体、触觉媒体等；对智能技术形式可依据信息加工方式进行区分，如医药助学诗歌、动作套路等。

收集到的史料能否确定为古代医学教育技术史实，在检索过程中必须遵循两条基本准则：一是技术认同，即对任何史料都必须先经技术形态的认定，是否符合教育技术的特征定义，对本体技术与教育技术必须准确区分；二是教育应用，即该技术形态是否在医学知识与技能的传承过程中起到促进作用（图2-7）。

2）分析与认识阶段：这一阶段是对每个专题的史料进行深入研究，专题参照传统医学知识结构进行划分，如中医学理论、中医诊断学、中医方剂学、中医药物学、中医针灸等，并对各医学专题中曾经出现过的技术形态、技术手段进行梳理；研究将依照传统医学子领域对史料进行归纳、

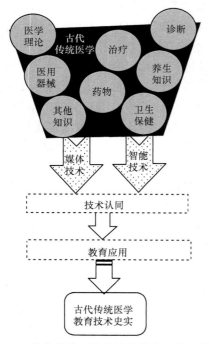

图2-7　古代传统医学中教育技术史实的梳理

映射，并在此基础上对各种教育技术史实的存在进行编年整理。

编年整理，即将医学领域中，从古至今各种影响知识传承的技术形态进行归纳总结，按照技术形态的本质特性进行归类；从纵向依时间脉络将技术对医学领域知识的传承进行阶段划分。对教育技术史的编年整理可有两条操作路径：一是史实聚合，即首先对具有共同技术特征的技术形态进行汇集分析，提炼这些技术形态的共性，将技术形态分为不同的类群；二是阶段划分，通过对不同类群间技术特征的分析，将技术形态按纵向分为不同阶段（图 2-8）。而阶段划分的重要依据是确定各阶段的关键性事件，即技术对学科知识传播产生影响的重大标志性事件。如将媒体技术的发展历程概括为：会意的图形、写实的图形、具象的模型等阶段；而智能技术中助记歌诀的发展则分为原始口诀、韵律诗歌等阶段。对于任何存在的史实，究竟是偶发片段式的个案，还是大面积全方位地影响医学知识传承，在进行系统分析与归类后将逐步明晰。本研究希望能以此阐释中国古代医学知识传承中技术因素所具有的特点和规律。

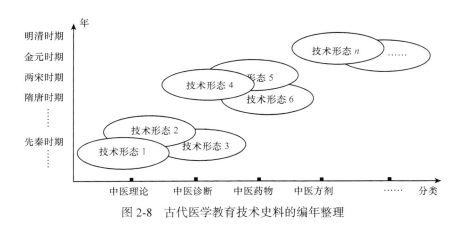

图 2-8　古代医学教育技术史料的编年整理

3）价值判断阶段：这一阶段则是通过上述探讨阐明在中国古代医学知识与技能传承的过程中，教育技术的影响和价值所在。研究将采取多维视角，从中国近代医学、少数民族医学的发展，到周边国家医学事业的演变，如韩国、日本、越南等，全面分析中国古代传统医学所起的作用，并透视其中技术因素曾经发挥的重要影响，剖析其历史价值；同时对各阶段界定中的代表人物和标志性事件进行确立与分析，如仿真模型出现的阶段，代表人物当以北宋王惟一为例；标志性事件是针灸铜人的出现等。

第 3 章　中国古代医学教育概况

人类的历史源远流长，先人们在长期的繁衍过程中要经历生老病死各个阶段；在生产劳动和其他社会生活中，要面对各种自然灾害或者人为灾难，不可避免地会生病或受到伤害，需要进行医治，这是动物也具有的本能；随着时间的推移，人类有意识地将这些经验积累，便逐渐形成了专门的知识和技能，我们把它称为医学。

为准确描述中国传统医学教育，必须先对中国传统医学基本概念作一界定。近年来对中医与藏医、蒙医、苗医、瑶医等少数民族医学关系的问题存在争论，有学者认为中医包括藏医、蒙医等领域，即广义的中医；也有学者认为中医与藏医等是并列关系，即狭义的中医。前一种观点被称为"大中医"观点，也有学者认为称"中华医药"更确切。本书则支持后一种观点，即中医与蒙、藏、苗、回等少数民族医学是并列关系。狭义的中医一般指以中国汉族劳动人民创造的传统医学为主的医学，所以也称汉医。中国其他传统医学，如藏医、蒙医、苗医、瑶医等则被称为民族医学，在一些医学实践过程中，这些民族医学与汉族地区医学还是存在较大差异的，如用药，藏药中使用的相当部分药物是汉民族地区较难采集，因而也较少使用的。本书以下主要探讨的将是中医学中的一些教育技术问题，但也涉及部分蒙藏医学内容。

3.1　中国古代医学发展概况

中国医学的准确起源，已经很难考证，在传说中可能会找到些许痕迹，如伏羲氏发明针灸、神农氏尝百草而创立药学、黄帝建立经络学说而有医理等。而事实上，几部医学经典著作的出现成为古代传统医学理论成型的标志，《黄帝内经》的出现，奠定了最早的中医学理论基础；《神农本草经》的出现，成为最早的药物学和药物分类法基础；《伤寒杂病论》以六经论伤寒、以脏腑论杂病，确立了中医辨证论治原则，成为临证医学的基础。

中国传统医学从蒙昧的经验发展到成熟的系统学科体系历经了数千年时光，简要概之，大致可分为五个阶段：第一是从夏商到春秋战国为早期医药时期，这一时期医药处在萌芽状态；第二是秦汉以后直至三国为医学基础理论的确立时期，这一时期出现了最早的中医学、药物学专著，奠定了医药学理论基础；第三是西晋到五代年间，这一阶段为医药学的全面发展时期，医药学理论开始完善，日趋系统；第四是宋元时期，这一阶段为医药学的突出成就与医家创新时期，期间出现诸多名医名著；第五是明清时期，为医学理论的发展和温病学说的完善阶段；至此，以汉医学为中心，多民族医学融合的中国传统医学体系得以建立。

任何成熟的医学知识体系，若从知识目标分类来划分，都可以分为基础学科和应用学科两大部分；若从医疗行为过程来分，都可以分为基础医学、临床医学和养生康复医学三部分。以中医学为例（图3-1）：

首先是基础医学部分，其中包括中医基础理论、中医诊断学、中医药物学、中医方剂学。中医基础理论是整个中医学科群的基础，其主要内容为中医学的哲学基础，包括藏象、经络、气血精津液、病因病机及预防治疗康复等学说。中医诊断学是根据中医基础理论对病患进行科学诊断和合理辨证分析的理论知识与方法，这是联结中医理论与临床诊治的重要桥梁学科。中医药物学，简称中药学，中药也被称为本草、草药、中草药，其主要来源于天然药物及其加工品，包括植物药、动物药、矿物药，现代中医学中还包括部分化学、生物制品药。中药学主要研究中药的基本理论和各种中药的来源、采制、性能、功效及应用等；在现代中药学中已被细分为中药药理学、中成药学、中药栽培学、中药药材学、中药炮制学、中药制剂学、中药化学等子学科。方剂是指根据配伍的原则，以若干药物配合组成的药方。中医方剂学是研究中医方剂的组成、变化和临床应用的一门学科；其主要内容包括方剂的组成原则、药物的配伍规律、方剂的组成变化、剂型及方剂的用法等。

其次是临床医学部分，临床医学主要研究如何根据不同的具体病证进行对症治疗；主要内容有关于病证的认识及治疗病证的原则、措施和经验等；古代医学中较为成熟的是针灸推拿、中医内科、骨伤与中医妇儿等内容；到现代逐渐发展成为包括中医内科学、中医外科学、中医妇科学、中医儿科学、中医骨伤学、中医五官科学、针灸推拿学等诸多门类的临床学科。

再次是养生保健医学部分，这部分主要由中医养生学与中医康复学两部分组成。中医养生学是在中医理论指导下，探索颐养身心、增强体质、预防疾病、延年益寿的理论和方法，并用这种理论和方法指导人们保健活动的应用科学；中医康复学则是以中医理论为指导，运用食物疗法、体育运动、心理调适或日常卫生清洁等手段来治愈病证或恢复身体功能的学科。此外，对卫生保健知识的传播与普及在今天属于预防医学的范畴，在本书中不作为探讨重点，因而将其与养生保健部分合并为养生保健与疾病预防部分。

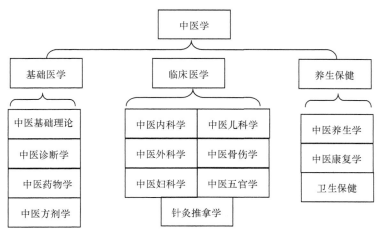

图 3-1　中医学学科体系的构成

3.2　中国古代医学教育发展概况

医学知识的系统发展，伴随医学知识和技能的记录、验证和传承需要，医学教育也就日趋成熟。古代传统医学教育的发展与医学知识体系的发展基本是同步的，大致可以分为四个阶段，即萌芽、起步、完善、成熟阶段。

东汉以前都可以归属于古代医学教育的萌芽阶段。在三代以前，医巫一体，因此并没有形成专门的医学知识传授。到西周以后，医巫虽然开始分离，但医学教育仍未成型，人才培养多在民间进行。到春秋战国时期，医学教育开始走向多样化，师承授受、父子相承等各种医学教育形式均已出现。

从秦汉到南北朝是古代医学教育的起步阶段，这一阶段医学教育基本形成，主要得益于国家统一、社会安定、经济发展，以及《黄帝内经》《神农本草经》《脉经》等经典医籍的出现；这一阶段医学作为专科教育开始兴起；并且出现了政府主导的官方医学教育形式。

隋唐到两宋是古代医学教育的完善阶段。在隋唐时期，政府设立太医署，专职负责医学教育，并且形成了覆盖全国的医学管理体系与医学教育体系；其中医学生的学习内容、学制、考试等制度基本完善，医学人才选拔已经纳入科举制度范畴。到两宋时期，医学的地位进一步提升，出现翰林医官院，医学人才制度选拔更加规范，医学教育已比较发达。

最后，元明清时期是古代医学的成熟阶段。这一时期医学教育规格与唐宋时期并无太大变化，但医学学科开始细分，法医等特殊应用学科出现；医学管理制度愈加完善，基本奠定了现代中医人才培养体系的基础。

3.3　古代医学教育形式

中国古代医学知识的传承过程中出现过多种形式的人才培养模式，按照医学教育实施主体来区分，可以分为私学教育和官学教育两类，其中私学教育的主要形式是师承教育和书院式教育，此外还有一类相对特殊的教育形式，即自学通医；官学教育则可以分为中央官学和地方官学两类。

3.3.1　私学教育

古代医学教育形态的演变过程与其他诸多领域一样，由个别传授逐步过渡到以学校为代表的集体传授形式；从民间非官方形式发展为官方与非官方形式相结合。在南北朝以前，官方教育形式尚未出现，医学教育的传承以个人为主，这种非官方教育形式也可称为私学教育，主要以师承教育、书院教育、自学通医三种形式为多，其他以学术交流或行业组织形式存在的医学教育形式也有，但相对影响较小。

（1）师承教育：就是以师徒相传的方式进行学习的一种方法，它是我国古代医学知识传承的主要形式，也是在学校教育形成之前最为普及的教育形式。除了医学教育，其他各个领域的知识技能几乎都是以师承授受的形式在延续。历史上的许多名医都是通过师承教育方式培养出来的，如《黄帝内经》中记录有：雷公是黄帝的学生，黄帝又是岐伯的学生，岐伯从师于上古的僦贷季；此外，扁鹊的老师是长桑君，而子阳、子豹、子同等又是扁鹊的弟子；淳于意的老师是公孙光和公乘阳庆，宋邑又是淳于意的学生；张仲景的老师是张伯祖，罗天益的老师则是李东垣，李东垣的老师是张元素；等。根据师生关系特点来区分的话，师承教育又可以分为家传和师承等方式。

家传，是一种特殊的师承教育，即师徒之间往往为父子或祖孙等直系亲属关系，这种教育方式主要出现在医生世家。祖辈的医疗体验及耳濡目染对后辈的职业选择起到强大的导向作用；加上元以后的医户制度，成为医学家传的重要影响因素。这种职业的家族继承方式在古代医学教育中占有一定比例，也成就了许多名医。如南北朝时期，北齐著名医学家徐之才，其先祖徐熙、徐秋夫、徐道度、徐叔响、徐嗣伯、徐謇、徐文伯、徐践、徐雄等皆为名医；姚菩提一家相继出现了姚僧垣、姚最、姚察等；元代名医危亦林一家为 5 代世医，祖辈出现了危云仙、危子美、危碧崖等名医，危亦林集家学之大成，撰写了《世医得效方》，共 20 卷 50 余万字，包括大方脉杂医科、小方脉科、风科、产科兼妇人杂病科等；元代还有著名的江南医家何氏家族，何天祥之后 24 代行医，后辈出现了何澄、何严、何全、何凤春、何九经、何十翼、何从政等名医，出版的医著有《何氏虚劳心传》《何嗣宗医案》《重固三何医案》《何氏药性赋》等（图 3-2）；明代医家沈之问，集其先祖沈怡梅、父沈艾轩的麻风病案，合著成《解围元薮》，该书提出麻风证名 36 种，列风药 80 余种，是我国早期麻风病专著；明代李时珍家族也是 3 代行医，他的祖父与父亲李言闻均是当地名医，他师从于父亲接受的医学教育，一生著述极丰，有《奇经八脉考》《濒湖脉学》《命门考》《濒湖医案》《五脏图论》《三焦客难》《天傀论》《白花蛇传》等，最为著名的是《本草纲目》。

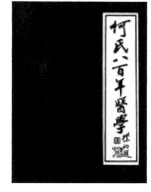

图 3-2　江南何氏医谱

　　相比而言，家传教育方式具有其他学习方式所无法比拟的优势，其一是学习环境优越，医学世家子弟的生活中往往从小就已充斥了各种医学名词术语，接触的也多是医者或病患；父辈也会对其从小进行有意识的熏陶及定向培养，所以医学世家子弟相对基础较为扎实；再则就是知识学习比较全面，但凡成名医家多数都有一些独特的治疗手段，如擅长某种病证，或擅用某种药物，而在一般的师徒关系中，为避免同质竞争，师傅对学生的教授往往并不全面，如留有秘方等；但在家传教育中，学生的老师都是自己的父亲或祖父等直系亲属，因此基本都会毫无保留地将医术倾囊相授，并希望后辈能将其发扬光大、世代传承。然而，家传教育中容易出现的问题是门第观点过重，即部分医家对家族医学过于自信，难以接受其他学派的观点或医术，对后辈学习其他医术予以限制，很多医者难以跟其他学派进行交流学习。

　　师承教育，此处专指非家传的师承授受关系。拜师学艺是古代医生的重要培养方式，往往名医也是由一位或数位好老师教导出来的；同样，医者通常都有济世救人之心，因而也会希望自己的医术得到继承，以造福世人。僦贷季、岐伯、黄帝与雷公的师承故事，我们只能当成历史传说来看待，但扁鹊与淳于意的拜师经历在《史记·扁鹊仓公列传》中确有记载。扁鹊拜师长桑君的经历是："舍客长桑君过，扁鹊独奇之，常谨遇之。长桑君亦知扁鹊非常人也。出入十馀年，乃呼扁鹊私坐，间与语曰：'我有禁方，年老，欲传与公，公毋泄'扁鹊曰：'敬诺'"；淳于意的经历是："少而喜医方术。高后八年，更受师同郡元里公乘阳庆。庆年七十馀，无子，使意尽去其故方，更悉以禁方予之"；张仲景拜同乡名医张伯祖为师，因为刻苦好学而赢得老师的喜爱，于是授予了全部医术；郭玉从师于程高，程高又以涪翁为师；华佗的名弟子更有吴普、樊阿、李当之；金元时期，李东垣捐赠千金跟随张元素学医，罗天益又从师于李东垣；明代张景岳 13 岁开始师从金英学习医术；清代赵学敏师从名医赵柏云；等。通过这些事例不难看出，师徒教育形式是培养名医的重要渠道，而且从中可以得到的共同结论是：所有名医的成长都离不开勤奋，拜名师很重要，但更需要个人后天的努力；此外，名医往往都不是一位老师所教授，如清代名医叶天士，虚心向各派医家求教，据称先后授业的老师达 17 位之多。可见，名医通常都能融合众家之长。

　　综合而言，师承教育方式的特点极其鲜明，其一是由于师徒关系大多是自愿结合的，师徒之间学习目标一致，具有共同的学习愿景，共同完成传授与学习任务，老师的教授与学生的学习态度都会比较端正，积极性也较高。其二是在学习过程中，除了学习基础的经典医著外，老师个人的学术思想和临床经验是重要学习内容；由于两者之间的这种特殊关系，学生通常都承担了老师学术思想的继承者角色，这种独特的医学教育模式促进了各医学流派的绵延发展，构成了医学人才链。其三是这种教育模式对增进学生的临床实践经验极为有益；医药学是一门偏重于应用实践的学科，反复的临床实践是成为优秀医生的必要途径；古代名医多是具有丰富临床经验的医生，在诊病过程中，医学徒可以跟随老师边缘性参与，老师可以随时结合临床病证巩固或补充知识，并解答学生的疑问，这种直观教学方式可以帮助学生较快地掌握医药知识[①]。

（2）书院教育：书院是唐代开始的一种民间教育形式，书院讲授的内容多为经学知识，如朱熹曾经主持的庐山白鹿洞书院，其中不但讲授朱子理学，还邀请各地名流前来讲学，这种兼具学校教育与师承教育特色的教学组织形式对中国古代教育史的影响意义深远。元以后书院教育逐渐扩展到医学教育领域。

最早进行医学教育的书院应当是元代山东甄城的历山书院，该院由历山先生千奴（音译）所创，初时教授经学，后逐步成为医学教育机构。明清以后出现了浙江杭州的侣山堂、福建嵩山陈修园的井上草堂等。在从事医学教育的书院中影响最大的当属"侣山堂"。"侣山堂"书院先由明末名医卢之颐首创，后来逐渐发展成为讲学式中医教育，后来的继承者有张志聪、高世栻等。书院从康熙年间延续到光绪时期，《清史稿》中记载："明末，杭州卢之颐、繇父子著书，讲明医学，志聪继之，构侣山堂，召同志讲论其中"[②]。书院主讲教师先是张志聪，后是高世栻；除他们外，书院还会邀请各地名医前往讲学交流，如张开之、沈亮辰等，先后参与的名医达数十人之多；讲授的内容也是以医学经典为主，如《素问》《灵枢》《伤寒论》《神农本草经》等，并对部分医学典籍进行校注。教学方法也是比较丰富的，有讲授，也有辩论等形式；最终培养了一大批优秀的医生，如张锡驹、张文启、高世栻、王琦等；编纂了《素问集注》《灵枢集注》《医学真传》和《侣山堂类辨》等一批著作，为后世留下了宝贵的医学财富。

（3）自学通医：正如前文所述，得名医教导成为优秀医生的概率比常人要高些，但名医毕竟数量不多，教授精力也有限，且还需要看学徒的先天资质与后天努力。在中国古代医学人才的成长途径中，还有一种相对艰难的方式：自学通医，学习者出于爱好或其他原因，在没有教师传授的情况，主要以自学的方式逐步获得医学知识。中国古代类似这种情形，即知识分子通过自主学习来掌握医学知识和应用能力，并成为合格医生的案例数不胜数。

自学通医的前提是医学知识体系的成熟，以及医学著作的丰富，此外只要学习者具备一定的文字功底就可以学医。中医药学的经典理论著作《黄帝内经》《难经》《神农本草经》《伤寒论》《金匮要略》等俱成书于汉代以前；《脉经》《针灸甲乙经》《肘后备急方》，也均为晋代作品。至唐宋金元以后，出现了越来越多的医学专业著作，如《备急千金要方》《诸病源候论》《外台秘要》等，甚至有《洗冤录》这样的医学分支专业著作。这些重要医学经典的问世，为后世从医者学习提供了必要的知识准备。宋代高度发达的印刷出版业，也为医学知识的传播奠定了物质基础。若要细细列举，从古至今，通过自主学习而成为医生的

① 程磐基，吴鸿洲.中国古代医学教育模式探讨[J].中医教育，2003，3：47-48
② 赵尔巽.清史稿.列传二百八十九.艺术一[M].北京：中华书局，1977：13871

数目着实可观。依据学医的动因来归纳的话，通常有两类最为典型。

第一类是因自己或亲人罹患疾病所以立志从医，如皇甫谧、许叔微、徐大椿等。皇甫谧，魏晋名医，本是专心于文学典籍，还著有《帝王世纪》等书；但在他 42 岁时突然得了风痹证（即痛风），久治无效的情况下，皇甫谧开始学医，悉心攻读医学，尤其是针灸医学，最终写成针灸史上的典籍作品——《针灸甲乙经》。许叔微，宋代名医，在其 11 岁时，父亲患瘟疫去世，不足百日，母亲也因中风去世，此后许叔微立誓学习医学，并终身免费为百姓看病，最终成中医伤寒学派奠基人之一，著有《普济本事方》等著作。徐大椿，清代名医，学医动因是因家人多病，先是其三弟患痞病，久治无效；后来其四弟、五弟相继因病不治而亡；其父也因悲伤过度患病。于是徐大椿年近 30 毅然转而学医，最终成为一代名医。

第二类是由于科举失利或仕途不顺遂转而从医，这种类型的例子更多，如张元素、李时珍、杨继洲等。张元素，金元名医，本是立志科举，27 岁参加考试，因犯皇帝名讳而被除名；愤而学医，最终成为医学大家；他创立了中医易水学派，编有《医学启源》等医著；并培养出了李东垣、王好古等名医。而李时珍、杨继洲均为明代名医，都是出身于医学世家，年轻时都曾经寄望于仕途；但因仕途不顺最终选择从医，从而后世才有《本草纲目》《针灸大成》等巨著流传。

此外，在各种自学通医的培养方式中，私淑是相对特殊的一种。私淑源于《孟子》，意指对某位著名学者的学识、著作极其崇仰，却因年代相隔久远无法拜其为师，只有通过自学来完成学业，同时尊其为师，或许这也是因受学派门第观念影响的特殊现象。私淑，在传统医学领域中尤其常见，同样，也成就了一批名医，如张子和、张景岳、罗知悌等。刘完素，金元四大家之一，生活于公元 1110～1200 年；张子和，金代名医，生活于公元 1156～1228 年。张子和先从刘从益学医，是攻下派的代表人物，因为佩服寒凉派刘完素的医术，于是私淑刘完素，并继承了刘完素的学术思想。此外，私淑刘完素学说的还有葛雍、镏洪等。罗知悌，宋代名医，生活于公元 1243～1327 年，师从刘完素弟子荆山浮屠，学习寒凉派理论；后又私淑攻下派张子和、补土派李东垣的学说，成为集金元诸派学说于一身的大家。李东垣，金元名医，生活于公元 1180～1251 年；薛己，明代医家，生活于 1487～1559 年；张景岳，明代名医，生活于公元 1563～1640 年，张景岳先是私淑李东垣学说，崇尚朱丹溪理论，后又私淑薛己的温补学说，最终成为温补学派大家。同样曾经私淑李东垣的医家还有薛己、李中梓等；而明末赵献可也曾经私淑薛己。

在对古代各种医学自学途径归纳后可以发现，史上之所以能涌现如此之多自学成才的名医，其中有一个突出特点不容忽视，即社会环境。

儒家思想是浸透在我国文化血脉中的核心要素，古代士子在学习儒家学说中都对医学有着伦理层面的基本认识，如"医儒同道""医为儒者之一事""为儒者不可不兼夫医""不为良相，便为良医""以医为孝""孝以事亲，忠以事君""为人子者，不可不知医也"等。医为仁术、医为孝道的观念在儒生乃至大多数普通民众的头脑中都是根深蒂固的。因此，在这种环境下，古代学子在学习过程中基本都会对医学有所涉猎。观念具备，加上已有的文化基础，从儒生到医学学习者的转型也就相对容易些。在南宋，甚至已经出现"儒医"的专有名词，这也为与道医、僧医等的区分，事实上，在我国古代传统医学中，释道儒三者兼而有之。归根结蒂，自学通医这种方式与其他知识的自学面临同样的困难，那就是学习时间相对较长，学生认知负荷过大。学习抽象、枯燥的医学典籍，不但需要具有良好的天赋，更需要后天的刻苦努力，这个学习过程是对文字阅读能力、记忆力、形象思维能力等综合素质的全面锻炼。若没有强烈的学习动机，这个学习过程很有可能半途而废；因此，自己或亲人的疾患、仕途理想的破灭成为自学最为典型的驱动力。

3.3.2 官学教育

官学教育，本书指官办医学教育，即由各级政府创立的专职医学教育机构。与私学教育相比，官方医学教育的出现晚了许多。最早可以追溯到晋代；而南北朝时期才开始正式设立官方医学教育机构；到隋唐时期官方医学教育发展迅猛；宋代时教育体系与教育机构已成熟完善。

官办学校主要是两种，一是由中央政府建立的医学机构，如太医署、太医局，称为中央官学；另一种则是稍后出现的，由地方政府扶持的医学教育机构，称为地方官学。

（1）中央官学：由中央政府来创办教育机构肇始于西周时期，当时的中央官学也被称为"国学"，教学对象是王公贵胄子弟。

而在医学领域创办的中央官学，目前有据可考的是在晋代，《唐六典》卷 14 注中记载："晋代以上手医子弟代习者，令助教部教之"[①]；"上手医"指医术比较高超的医生；晋代对医学世家子弟进行集中教学，成为官办医学的开端，但其中具体教学情况没有查阅到相关记载文献，此教育形式应当只是医疗机构的附属活动，并非专门医学教育机构。

有记载的官办医学教育机构是在南北朝时期，同是在《唐六典》卷 14 的注中记载："宋元嘉二十年（即公元 443 年），太医令秦承祖奏置医学，以广教授，至三十年省"[①]。直到元嘉三十年，即公元 453 年，该机构才解散。《魏书·官氏志》中记载，北魏时期政府专设有"太医博士""太医助教"等官职，官秩分别为从七品下和第九品中。宣武帝时期，永平三年（公元 510 年），《魏书·世宗纪》记载："可敕太常于闲敞之处，别立一馆，使京畿内外疾病之徒，咸令居处，严敕医署，分师疗治，考其能否，而行赏罚。"[②]这是官方推广医学教育的重要举措。由此可见，南北朝时期官办医学教育已经是具有完整的教育机构、官方的律令管理，以及明确职能分工的成熟体系。

隋代，在经学教育体制外，算学、医学等科技类学科也开始设立，并分别由不同的政府部门管理，如医学隶属于太常寺。太常寺下属的太医署是为朝廷官员提供医疗服务的机构，同时也兼任了医学教育机构的职能。据《隋书·百官志》记载，太医署人员组成包括四类，一是行政管理人员，如太医令、太医丞、医监、医正；二是医疗人员，如医师、按摩师、药园师等；三是教学人员，如医博士、助教、按摩博士、咒禁博士、主药等；四是在太医署接受医学教育的学生，分别称为医学生、按摩生及药园生等。太医署医学教育内容分为医学教育和药学教育两大部分，并细分为医师、按摩、咒禁和药学四类分科教学。学习内容分别为临床治疗、经穴按摩、民间驱邪治病、药材药性及药物种植等。办学规模通常是医学科有博士 2 人，助教 2 人，医师 200 人，医学生 120 人；按摩科有按摩博士 2 人，按摩师 120 人，按摩生 100 人；咒禁科有咒禁博士 2 人；药学科有主药 2 人，药园师 2 人及药园生若干。巅峰时期，太医署医学校的师生达到 580 多人[③]。

唐代的官方医学教育基本承袭了隋制，仍由太医署兼管教育，隶属太常寺。《新唐书·百

---

① 唐. 李林甫等撰，陈仲夫点校. 唐六典[M]. 北京：中华书局，1992，1：410
② 北齐. 魏收. 魏书[M]. 北京：中华书局，1974：210
③ 王振国. 中国古代医学教育与考试制度研究[M]. 济南：齐鲁书社.2006：142-143

官志》中记载，太医署的人员构成也是由行政、医疗与教学三部分组成，行政管理人员主要有太医令 2 人（从七品下）、太医丞 2 人（从八品下）、医监 4 人（从八品下）、府 2 人、史 4 人、掌固 4 人，分别管理教务、文书、档案和庶务等；医师、医正、医工负责治病，属于医疗人员，医正有 8 人（从九品下）、医师 20 人、医工 100 人、针师 10 人、针工 20 人、按摩师 4 人、按摩工 56 人、咒禁师 2 人、咒禁工 8 人；其他教学及教学辅助人员有医博士 1 人、医科助教 1 人、针博士 1 人、针科助教 1 人、按摩博士 1 人、咒禁博士 1 人，官秩为正八品上到从九品下不等，其他主药 8 人、药童 24 人、药园师 2 人、典药 1 人、医生 40 人、针生 20 人、按摩生 15 人、咒禁生 10 人、药园生 8 人①。虽然《唐六典》《旧唐书》与《新唐书》记载人数有所不同，但总体上太医署师生规模都在 300 人左右。

唐代官方医学教育比隋代分科更为细致，除按医科、针灸、按摩、咒禁、药学进行分科培养外，医科中还有主治方向的区分，《唐六典》卷 14 中记载医科中"分而为业，一曰体疗，二曰疮肿，三曰少小，四曰耳目口齿，五曰角法"，即内科、外科、儿科、五官科、外治法如拔罐疗法等。学习内容体系也较为成熟，如医科教材有《明堂》《素问》《黄帝针经》《神农本草经》《针灸甲乙经》《脉经》；针科则在以上教材外还要修习《流注》《偃侧》图、《赤乌神针》等经；按摩科学习消息导引法、正骨法；咒禁科学习存思、禹步等咒禁五法；药科要修习《名医别录》《新修本草》等。修习年限各不相同，耳目口齿、角法通常是 2 年；疮肿、小儿通常是 5 年；体疗需 7 年；而针科、按摩、咒禁、药园等科可能高达 9 年②。在唐代医学教学中的一个突出特点是极其强调理论联系实际，如考核中规定看明堂图能准确辨别孔穴、读《脉诀》能懂四时脉象的浮沉涩滑、看药材知道如何分辨及种植等。

宋代的官方医学教育原先也沿用唐制，即由太常寺太医署兼任；熙宁年间独立成为太医局；崇宁年间又设立中央"官学"，隶属于国子监；后又改由太医局执掌医学教育。《宋史·职官志》卷 164 记载，太医局设有提举 1 人、判局 2 人、每科教授 1 人，医学生的规模为 300 人。太医局招生规模有限，对入学资格有严格限定，如必须在 15 岁以上；需到太常寺投下家状（即履历出身）；由召命官、使臣或翰林医官、医学一员做保证人；并令学生 3 人结为连保；这样才取得预科生资格；当太医局额内本科有缺时，进行经义测试，通过后再由太常寺给牒，才能补充为太医局的正式学生③。中央"官学"期间还仿照当时太学、律学、武学的办学方法管理"医学"，采用三舍法进行高级中医药人才的培养与选拔。

宋代太医局在教学上采取大方脉、风科、小方脉、眼科、产科、口齿兼咽喉科、针灸科、金镞兼书禁科等九科分科授课。以《素问》《难经》《诸病源候论》《神农本草经》《备急千金要方》为必修课程；方脉科要加修《脉经》和《伤寒论》，针科要加修《针灸甲乙经》等。考试分补试、私试、公试等多种形式。补试为入学考试，私试由医官主持，公试则由朝廷派人主考。考试成绩记录在案，作为入学、升舍的依据④。宋代考核极其严格，其严苛程度基本参照科举考试；而且对医学技能的考试还采用了针灸铜人等形式；太医局的医学生所需面临的临床考核就是轮流诊治三学（太学、律学、武学）学生和各营将士的疾病，诊病结果都记录在案；年终依照考核成绩进行奖励或责罚；毕业就以这些成绩作为分派依

① [宋]欧阳修等.新唐书[M]. 北京：中华书局.1975：1244-1245
② 王振国. 中国古代医学教育与考试制度研究[M]. 济南：齐鲁书社.2006：172
③ 北京中医药大学中医药博物馆. 中医药教育[EB/OL]. http://bwg.bucm.edu.cn/jingtai/yishi/scripts/2008zy_jiaoyu/main_yi xuejiaoyu.htm，[2013/10/22]
④ 程磐基，吴鸿洲. 中国古代医学教育模式探讨[J]. 中医教育，2003，3：47-48

据，大多充入太医院，等第最高者可为尚药医师，其余各位以其等第补官，如本学博士、正录及外州医学教授等[①]。宋代医学体系中除医、针、按摩、咒禁等常科医生外，开始出现了一些与职业密切相关的医生，如军医、法医、狱医和兽医等。

两宋时期，辽金西夏等朝均有太医局、太医院或医人院等类似组织，但是否行使官方医学教育机构的职能不明。

元代有太医院、典医监、掌医监、御药院等庞大的医政机构，但并未设立中央官学，只在全国各地设有医学。

明代最高的医学行政机构为太医院，永乐年后分南京和北京两院。明初时沿袭元制，设有院使、同知、院判、典簿等职；后又改为太医令、太医丞、吏目、属官御医等官名，官秩为正五品到从九品不等。其职能除为皇室成员提供医疗服务外，也兼管医学教育。但明代太医院的人才培养模式与隋唐不同，一是培养周期更短，通常为 3 年；二是医生主要来源于医药世家子弟。选入太医院学习者被称为医丁，医丁的告补需是其嫡系后人。明代太医院的教学实施采取 13 科分科教学，包括大方脉、小方脉、妇人、疮疡、眼科、口齿科、咽喉科、按摩科、正骨科、金镞科、祝由科和伤寒科；推选 2～3 人担任教习；课程设置有《素问》《难经》《神农本草经》《脉诀》及重要方书；课程考核严格，考题均来自于这些经典；每年分四季考试，3 年大考一次；根据考试成绩再来确定授予医士、医生等级，不及格者或补修补考，或贬黜为民[①]。

清代医学行政机构为太医院，太医院兼管医疗和医学教育职能。太医院设有院使、院判、御医、吏目、医士、医员等，官秩从正五品到从九品不等。太医院中行使教育职能的机构为教习厅，教习厅包括内教习与外教习两部分，内教习主要教授太监医学知识，外教习则主要教授医官子弟，学员数目各时期不同，通常不超过 40 人。太医院按大方脉、伤寒、妇人、小方脉、痘疹、疮疡、眼科、口齿、咽喉、针灸与正骨等进行分科；修习课程主要是《黄帝内经》《伤寒论》《金匮要略》《本草纲目》等[①]，以及本专科的医著。学习考核参考宋代部分方式，优秀生员选拔到太医院任职。

（2）地方官学：在西周时期称为"乡学"，即设在帝王都城以外的乡一级行政区的官办学校。本书指由中央或地方政府设立，为地方培养医学人才的专门教育机构。地方医科官学与中央官学不同，中央官学多为皇室、王公贵族及文武官员等统治阶层服务；而地方官学更多是为各地官吏及普通民众培养医疗人员，相比中央官学出现要晚。目前有明确记载的地方官学是从唐代开始，宋、金、元到清都有类似机构存在。

唐代开始在中央官学外兴办地方官学，且按各地建制人数不一，但总体规模不大。在各级地方医学中均有医学博士 1 名；除下州外，其余各级医学设助教一名；而学生数目虽然《新唐书》《旧唐书》与《唐六典》记载不同，但基本类似，依行政级别递减，如京兆、河南、太原三府学生 20 人左右，上、中、下都督府与上、中、下州医学生从 10～15 人不等[②]。学习内容不详，应当是参考太医署相关内容而定。

宋代崇年年间尝试改革官员选拔制度，由地方学校向中央输送人才；中央医学也模仿建立起地方州县医学。《宋史》中记载："令诸州县置医学，立贡额"[③]；"诸州县并置医学，

① 王振国.中国古代医学教育与考试制度研究[M].济南：齐鲁书社，2006：405
② 王振国.中国古代医学教育与考试制度研究[M].济南：齐鲁书社，2006：173
③ 元.脱脱.宋史第 11 册[M].北京：中华书局，1977：398

各于学内别为斋教养，隶于州县学，开封府隶府学"①。州县医学的分科方式也参考太医局设置，《宋会要辑稿》载："学生分三科，兼治五经内一经；方脉科，通习大小方脉、风产；针科，通习针灸、口齿、咽喉、眼目；疡科，通习疮、肿、伤、折、金、镞、书禁"②。课程内容也基本相似，要求"三科学生各习七书"，除《素问》《难经》《诸病源候论》《补注本草》《备急千金要方》五部为必修课程外，方脉科另修王氏《脉经》和张仲景《伤寒论》；针科另修《黄帝三部针灸经》和《龙本论》；疡科另修《黄帝三部针灸经》和《千金翼方》。对教师的要求是"医学教授讲一经，谓《素问》《难经》，其讲义逐月付县"，医学教师不但要讲课，为弥补基层师资力量的不足，还要将讲义下发到县。学生的考核也比较严格，有理论内容，主要从《素问》等经典中出题，也有病例分析等应用题；考核结果直接与学生的前程挂钩。

金朝医学行政机构有太医院和尚药局，但是否行使医学教育职能尚不清楚；各地州府建有"医院"，属太医院管理，从分布各地的医官数目可知金朝对医疗的重视程度。《金史·选举一》记载："凡医学十科，大兴府学生三十人，余京府二十人，散府节镇十六人，防御州十人，每月试疑难，以所对优劣加惩劝，三年一次试诸太医"③，从中可以看出，金朝确有地方医学教育。其中学生分十科学习，且比宋代医学分科更细；各州府医学生名额依建制不同，由 10～30 人不等，但总体规模不大；医学生除了月考，还有 3 年一次的选拔考试。这些医学生的培养目标主要是为选拔太医。

元代总体医疗水平较高，这与该朝重视医药及医务人员培养不无关系；元与其他各朝不同，官方不设中央官学，只有各地设有地方医学。元太医院下属有医学提举司，官秩为从五品，有提举和副提举各 1 名，负责统一管理各地医学的课程教材、办学水平等。地方医学的设立在《元典章·礼部五》中记载："今差太医院副使王安仁悬带金牌前去，随路设立医学"④。路一级行政机构设有教授和学正各 1 员，州一级设学正 1 员，县一级设教谕 1 员；全国医学教授总计达 232 人。学生来源主要是医户子弟或自愿学医的人。地方医学的办学场所基本设置于三皇庙内，教学与祭祀合二为一。教学实施也是沿袭前朝形式，分十科学习，有大方脉杂医科、小方脉科、风科、眼科、产科兼妇人杂病科、疮肿科、针灸科、口齿兼咽喉科、正骨兼金镞科和祝由书禁科；主修课程有《难经》《神农本草经》《素问》等，共十三科书目。学习年限规定不详；多数医学生培养目标应当是服务于百姓⑤。

明代对地方医学教育比较重视，洪武十七年（1384 年）政府规定：府、州、县等各级均需设立专职医官；府设医学正科 1 人（官秩从九品），州设典科 1 人，县设训科 1 人，分别负责辖区的医药卫生⑥。明代沿用了元代世医制度，医户管理极为严格，医丁是地方主要医疗力量；但即便是从业医生也有定期考试，因此也鼓励各地医学办学。

清代官方医学体系主要还是为统治阶层服务，体系基本沿袭宋明。据《大清会典·吏部·官制》记载，教育清朝在地方也设有医学教育机构，分府、州、县三级。府医学设正科 1 人（官秩从九品），州医学设典科，县医学设训科，三者都由医士担任。对地方医学人

① 徐松著. 苗书梅点校. 宋会要辑稿·崇儒[M]. 开封：河南大学出版社，2000：170
② 徐松著. 苗书梅点校. 宋会要辑稿·崇儒[M]. 开封：河南大学出版社，2000：171
③ 元. 脱脱. 金史[M]. 长春：吉林人民出版社，1995：673
④ 王振国. 中国古代医学教育与考试制度研究[M]. 济南：齐鲁书社，2006：323
⑤ 王振国. 中国古代医学教育与考试制度研究[M]. 济南：齐鲁书社，2006：324-337
⑥ 王振国. 中国古代医学教育与考试制度研究[M]. 济南：齐鲁书社，2006：387

才的选拔在《钦定大清会典事例·太医院》中有相关记载："凡所属州、县、卫习医之人，令其访明考试，并将三书教习，有精通者，呈报巡抚，给咨赴院考试。上者授以吏目、医士等官；有年力不能赴京者，留为本省教授待补"[①]；"三书"指《内经注释》《本草纲目》及《伤寒论》三本。总体而言，清代地方政府鼓励学医，但大规模培养医疗人员的案例并不多见。

总体而言，在中国古代医学发展历程中，官学教育对医学发展的促进作用并不大，其原因应当主要在两方面：一是培养规模太小，各朝中央官学最鼎盛时期师生总数仅为几百人，地方官学则仅为二三十人，与庞大的人口基数相比，民医比太小，注定无法成为全国医疗人员主体；二是培养目标，官方医学培养目标极其明确，中央官学主要服务于帝王将相与各级官员，而地方官学则主要为地方政府官吏服务，以及作为中央官学的人才储备。因此，官办医学浓厚的政治色彩注定了无法成为古代医学的推动力。

3.3.3　蒙藏医学教育形式

汉医学是构成我国传统医学的主体，但在我国至今存在民族多达 56 个，各民族基本都保留了一些具有民族特色的医药知识。在本书研究过程中无法对所有民族医学做全面论述，除汉医外，其他少数民族医药中只能选取部分发展较为系统完善且研究内容相对成熟的对象进行比较。

以 1987 年召开的首届全国少数民族医史学术会议为例，会议上共收到少数民族医史论文 87 篇，论文统计数目见表 3-1[②]：

表 3-1　少数民族医史研究论文数（1987 年）

少数民族医史	论文数（篇）	少数民族医史	论文数（篇）	少数民族医史	论文数（篇）
藏族医学史	24	畲族医学史	3	拉祜族医学史	1
蒙古族医学史	10	苗族医学史	2	匈奴族医学史	1
彝族医学史	6	土家族医学史	2	女真族医学史	1
壮族医学史	4	布依族医学史	1	契丹族医学史	1
朝鲜族医学史	4	鄂伦春族医学史	1	古渤海族医学史	1
维吾尔族医学史	3	黎族医学史	1	综合与交流	16
回族医学史	3	纳西族医学史	1		

由表 3-1 可以看到，藏医和蒙医是所有少数民族中研究成果最为丰富的，具有典型代表意义的子学科；且藏蒙医学基本可视为同宗同源，具有一定继承性。因此，本书将以对藏蒙医学的研究作为少数民族医药案例予以剖析。

蒙藏民族的生活习性有很多相似之处，如地域广阔、人口较少、地处高原、游牧为主等。也因此而发展成为类似的生活习惯、宗教信仰及教育形式。蒙医与藏医的教育形式主要有两类：一是师承教育，以口耳相传为主要教学手段，尤其是以家庭为单位的方式最为常见；学习内容主要为针灸、外科，尤其是骨伤。二是集体教学形式，即曼巴扎仓教学，

① 托津等修撰. 钦定大清会典事例（嘉庆朝）卷八百三十一太医院[M]. 台北：文海出版社，1992：4334
② 李经纬. 中国医学之辉煌——李经纬文集[M]. 北京：中国中医药出版社，1998：437

这是在藏传佛教格鲁派盛行后在蒙藏地区兴起的重要医学教育形式；曼巴扎仓是兼具医疗与教学两种职能的机构；课程教材以《四部医典》为主，注重理论与实践结合，教学手段多样，应用挂图等多种教具进行授课；在蒙藏甘青等地区有重大影响。蒙藏医学教育详情将在后面的章节叙述。

3.4　古代医学教育技术的存在形态

通过对技术定义与形态的界定，我们知道技术有经验形态、实体形态和知识形态三大要素，并由此形成不同的技术结构。物化的技术表现为实体形态的技术或具体的物质，如工具、设备、材料等；智能技术表现为经验形态或知识形态，如方法、策略等。再结合中国古代传统医学中的教学形式、学习资源、教学手段等因素，可以看到医学领域所呈现的技术有医学本体技术，即诊断、医疗等技术；以及医学辅助技术，即促进医学知识与技能传播的技术。而本书需要关注的是医学辅助技术中曾经推动医学发展的部分，一类是有形的技术，主要是内容呈现手段，也可以称为媒体技术；另一类是无形的技术，主要是知识呈现的方法，即智能技术。

3.4.1　媒体技术

媒体是指承载、加工和传递信息的介质或工具。当某一媒体被用于教学目的时，作为承载教育信息的工具，则被称为教学媒体。教学媒体是教学内容的载体，是教学内容的表现形式，是师生之间传递信息的工具，如实物、口头语言、图表、图像及动画等。教学媒体往往要通过一定的物质手段而实现，如书本、板书、投影仪、录像及计算机等。现代教学媒体是指利用现代技术承载和传递教学信息的工具。它由两个相互联系的要素构成：一是硬件或现代教学设备，即用以储存和传递教学信息的多种教学机器；二是软件，又称教材，即录制或承载教学信息的各种片、带、光盘等。现代教学媒体是相对于传统教学媒体而言的。传统教学媒体一般指黑板、粉笔、教科书等。现代教学媒体主要指电子媒体，由两部分构成：硬件和软件。硬件指与传递教育信息相联系的各种教学机器，如幻灯机、投影仪、录音机、电影放映机、电视机、录像机、电子计算机等。软件指承载了教育信息的载体，如幻灯片、投影片、电影胶片、录音带、录像带、光盘等。

但在古代社会，媒体技术还处于直观教学阶段。直观教学时期的媒体主要表现形式可概括为两大类：视觉媒体和触觉媒体；或者用二维与三维可视媒体来区分。

视觉媒体主要形式为挂图。挂图，在医学的教育中几近覆盖了所有领域，包括医学基础知识教学、诊断教学、治疗教学、药物教学、医用器械教学、卫生知识普及、养生保健知识教育等各个方面。

触觉媒体主要形式为模型。最为经典的即是针灸铜人模型，以及妇科医用模型、性卫生知识教具"压箱底"等。

3.4.2　智能技术

智能技术，即对知识技能进行的技术性加工或设计，是除了硬件、软件等物化技术外的各种系统方法集合，也是今天考量技术对科技发展促进作用中不容忽视的一部分。具体可从两个角度进行概括，一是促进教学实施方面，二是促进学习过程方面。

促进教学方面，主要有课程编制方法、教学组织形式、教学实施策略、教学评价方法，如教材的编写方式、行文风格、教学实施策略、实践考核方式等，在古代医学中曾经出现过医学启蒙教材、养生保健的导引术动作套路。

促进学习方面，主要是如何根据学生学习风格特点，将内容进行加工，促进学习者学习效果的提高，如古代医学中韵文的应用，尤其是在针灸、本草类教学中的大量歌赋。

第 4 章 古代传统医学教育领域中的媒体技术

中医理论基础主要是经络理论、阴阳五行学说等哲学色彩极为浓厚的诸种理论，与西医以解剖实证为理论的差别极大。因而，中医理论基础相对抽象。在中医理论教学中，医家构思利用诸多媒体技术作为促进学习的工具。其中应用最为广泛的是图像技术、模型技术。

4.1 图形化资源

图形，英文为"graphic"，数学上指由点和线构成的集合体；通常是指在二维空间中以轮廓为界限的空间碎片，在一个二维空间中可以用轮廓划分出若干的空间形状，图形是空间的一部分，不具有空间的延展性，它是局限的可识别的形状，用一定的色彩和线条等绘制出来的形象。图形的特点有形象的直观、可读性强、信息传播准确及审美价值高等。

图像，英文为"picture"，通常是指借助信息技术设备获取的、以数字化形式保存的自然界真实场景画面。在现代图像技术发明前，图形图像的用法并无本质区别；但自从有相机等光学成像技术后，图像专指以技术设备获得的对真实情景的还原效果。古代中医书籍中所题的图，均指图形。

本书对中医基础医学内容所包含的医学理论、中医诊断学和中药学等领域的图形史料进行了简要梳理，从汉代以来的医学专业知识文献资料中可以发现大量图形化的内容，如古代医著中就留存了丰富的图形。古代医著版本主要为刻本和抄本两类，其中抄本的图形通常为三种形式：墨线图、朱墨双色图、彩绘图；刻本中的图形主要是墨线图，少量墨线图中有手绘朱红线。

宋代著名史学家郑樵（1103—1162 年）就认为图与书应并重，"即图而求易，即书而求难，舍易从难，成功者少"[①]。在医学教育中，图片的应用增强了医学技能学习的可行性。从已有史料可以发现，绘有各种图形的图片在针灸、本草等专业医疗技能的学习方面有着广泛的应用实例。

对医学图形的研究也有相当的基础，如王淑民、罗维前主编的《形象中医：中医历史图像研究》，该书以有关中医历史的图像资料为研究方向，收集大量中医古籍中的图像加以研究论述，重点在于结合图像介绍中医。书中收集文章 39 篇，内容涉及针灸诊法、本草、临床文献、妇儿、宗教与养生、藏医、中外交流等相关中医文献中的图像研究。张志斌、李经纬主编的《图说中医》共有医史、中药、针灸、养生、疾病诊疗、宫廷医学六个分册，图文并茂，收录大量医书和非医书中的图像，结合文字，介绍中医相关的医史、中药、针灸等中医理论知识。黄龙祥主编的《中国针灸史图鉴》将针灸史上所涉及的外景图、内景图、明堂图及其他按摩图等进行了介绍，是目前针灸学史上最为全面的图集。杨亦周的硕士论文"中医伤科古籍图像整理研究"对中医伤科古籍图像的概念进行了界定，将民国以前的伤科古籍图像分为基础图、诊断图、治疗图、器具类图、经络穴位图、内景图、理论

---

① 郑樵. 通志略. 图谱略. 影印本. [M]. 上海：上海古籍出版社，1990：731

图、禁忌图、符咒图及拳法图十大类，并对这些图像的传承脉络进行了学术梳理；该文章是对中医图像研究最为全面的一项成果。但是，这些论著或学位论文只是对中医图形图像作了简单归类介绍。"中医伤科古籍图像整理研究"中对古籍图像的学术传承作用作了简略描述。

以下，本书将依照中医学学科体系的基本结构对所涉及典型图形作分类叙述。如前文所述，按中医学理论体系可将对疾病的认识、治疗和预防的医疗行为过程分为基础医学学科、临床医学学科和养生康复医学学科三大类；基础医学中包含中医基础理论、中医诊断学、中药学与方剂学；临床医学包含中医内科学、中医外科学、中医妇科学、中医儿科学、中医骨伤科学、中医五官科学与针灸推拿学；养生康复医学包含中医养生学和中医康复学等内容。

4.1.1 医理教学

中医的哲学基础主要是阴阳学说、精气学说和五行学说；而描述人体形态结构及功能的理论主要有藏象、精气血津液、经络和体质学说。

阴阳学说的观点是任何事物和现象都可分为相互对立统一的阴阳两极；阴阳对立，也是互根；阴阳之间始终保持着一种消长更迭的运动平衡状态。阴阳理论几乎应用于中医学领域的各个方面，无论是阐释人体的组织结构、生理功能、病理变化等内容，还是以对疾病的诊断、治疗用药等参考，如人体内部组织结构可用阴阳两方面加以概括说明，人体上部属阳，下部属阴；外部属阳，内部属阴；背部属阳，腹部属阴；六腑属阳，五脏属阴。《素问·宝命全形论》中有"人生有形，不离阴阳"。人体的生理活动也是体内阴阳双方对立消长而又经常维持协调平衡的结果，如以机体中的气血来说，其中气属阳，血属阴，阳气和阴血之间维持平衡，则气血的运行和生化就处于正常生理范围。若人体阴阳不能维持动态的相对平衡，则会发生病理变化，导致患病。疾病发生的根本机制即是阴阳失调，无论症状、体征如何千变万化，均可归纳为阳证或阴证，如《素问·阴阳应象大论》中有"善诊者，察色按脉，先别阴阳"。治疗的基本原则就是恢复并保持阴阳的相对平衡，《素问·至真要大论》中有"谨察阴阳所在而调之，以平为期"。

五行学说的观点是以金、木、水、火、土五种物质要素的特性及其相生相克规律来认识世界、解释世界。中医学把五脏归于五行，肝属木、心属火、脾属土、肺属金、肾属水；五脏之间相互资生、相互制约，如肾精充足，可滋养肝阴、肝血；肝的条达藏血功能，有助于心主血的作用。五行学说认为五脏在病理状态下会相互影响，可以五行生克乘侮的关系来说明，如肝脏有病，容易横逆脾土（肝木乘脾，即肝病传脾）。

藏象学说的观点是关于人体生理病理的系统理论，是中医学理论体系的核心部分，也是临床诊断中辨证论治的理论基础，主要阐释五脏（心、肝、脾、肺、肾）、六腑（胆、胃、小肠、大肠、膀胱、三焦）、奇恒之腑（脑、髓、骨、脉、胆、女子胞）的形态、功能、特性，以及五脏与形体官窍的联系、脏腑之间的联系。它以古代朴素的解剖知识为基础，形成以五脏为中心的整体观；但中医五脏中的心、肺、脾、肝、肾与西医学的器官名称相同，内涵却差异极大；它们已超出解剖学的范畴，是超越实体性器官之上的综合性功能单位。

精气血津液学说主要阐释了精、气、血、津液各自的概念、生成、运动、功能、相互关系及其与脏腑之间的联系。精、气、血、津液是人体脏腑经络、形体官窍进行生理活动的物质基础，是构成人体和维持人体生命活动的基本物质。中医学认为广义的精，包括了人体一切有形的精微物质，包括气、血、津液和水谷精微；狭义的精则专指与生长、发育和生殖有关的精微物质。气则是中医学用来维持人体生命活动的基本物质，一是指体内流动着的精微物质，如精气、营气、卫气；二是指脏腑组织器官的生理活动，如脏腑之气、经络之气等①。血与津液的概念与西医学中的基本类似。

经络学说是在砭刺、推拿、导引、气功等活动基础上，再结合当时的解剖知识，借鉴古代哲学及自然科学中的水利学等理论综合而成。学说主要阐释了经络的概念、经络的组成、十二经脉和奇经八脉的循行规律及功能、经络的临床应用。经络包括经脉（十二正经、奇经八脉）、络脉（十五别络、浮络、孙络）。

体质学说是根据阴阳五行、脏腑、精气血津液等理论，将人们分为不同体质特点的类属，以便于更精确地掌握不同人群的生理规律。具体分类方法有依据阴阳、五行、脏腑、气血津液、体态及性情进行划分。

病因学说主要介绍中医学中致病因素的概念和分类，主要有外感病因（六淫、疫气）、内伤病因（七情内伤、饮食失宜、劳逸过度）、病理产物性病因（痰饮、瘀血、结石）和其他病因（毒邪、外伤、药邪等）四类各自的性质及临床致病特点。

养生康复学说主要介绍养生的意义及其基本原则，预防的意义及主要措施，扶正祛邪、标本先后、调整阴阳、正治反治和三因制宜等治疗原则，以及康复的意义和基本原则②。

从这些理论中我们可以发现，中医学理论基础中的诸多学说哲学色彩极其浓厚，知识内容高度抽象；可见，中医学的认知负荷相对较大。为更好地理解这些知识，古人也采用图形等手段来进行可视化表征，如太极阴阳鱼、五行生克图等（图 4-1、图 4-2）。

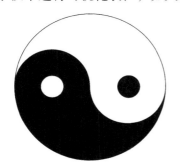

图 4-1　太极阴阳鱼

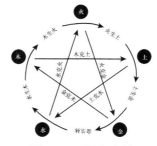

图 4-2　五行生克图

（1）内景图：内景，也称为"内境"或"内照"，本是道家术语，即血肉筋骨脏腑之象也③。道家的内景通常是一种以意念为主的"内观"之象，即修道者更多是凭臆想来描绘人体内部的生理运行。而在医学领域的"内景"则是指内脏的物质构成，是建立在实际观察基础上的认知结果。

内景图，也作内境图、内经图，又称存真图，即脏腑图；内经图多用于道家修炼之用。在解剖学尚未出现之前，人们对于人体的内部结构几乎是一无所知；加上伦理道德观念的约束，古来的医家对人体内部器官构造的认识基本只能建立在推测之上，推测依据不外乎对身体感觉的自主认识及对动物身体结构知识的迁移。医学著作里有过不少关于内脏的文

① 郑洪新. 中医学基础[M]. 北京：科学出版社，2007（8）：44-46
② 郑洪新. 中医学基础[M]. 北京：科学出版社，2007：7
③ 黄龙祥. 中国针灸史图鉴[M]. 青岛：青岛出版社，2003：3

字记述，如《灵枢·经水》所载："若夫八尺之士，皮肉在此，外可度量切循而得之，其死可解剖而视之……"但为能更直观地展示人体内脏各部分功能，先后有医家尝试绘制了脏腑图，留存至今的只有少数，而且部分只剩文字，图形缺失，如《烟萝子内境图》《欧希范五脏图》，杨介的《存真图》《华佗内照图》等。

1)《烟萝子内境图》：烟萝子，也称燕真人，五代时期道士，《王屋山志》等处有相关记载。烟萝子一生著书丰富，其中尤以《烟萝子内境图》著名，共有"烟萝子首部图""烟萝子朝真图""内境左侧之图""内境右侧之图""内境正面之图""内境背面之图"（图 4-3）六幅。载于南宋石泰及其门人所编《修真十书》之《杂著捷径》，被收入正统《道藏》。

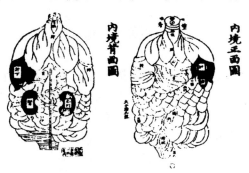

图 4-3　《烟萝子内境图》

后世脏腑图多曾参考过《烟萝子内境图》

虽然该图中有肝脾位置的错误，但其他脏器都与真实情况吻合，这在当时条件下已是极高成就。因此，后世脏腑图多曾参考过《烟萝子内境图》。

《朱提点内境论》有云："……乃以烟萝子《朝真图》为非……"大致意思应当是指《欧希范五脏图》的绘制过程中，对烟萝子的图形内容提出过质疑。

日本人丹波元胤在《中国医籍考·卷十六·脏象》中记载："政和三年，洛阳贾伟节《存真环中图》序曰：'杨君介吉老，以所见五脏之真绘而为图，取烟萝子所画条析而厘正之'。"文中可见，杨介曾经以《烟萝子内境图》作为绘制《存真环中图》的蓝本。

2)《欧希范五脏图》：宋仁宗庆历五年（1045 年），广南西路转运使杜杞在处死欧希范等 56 名反叛者后，命人对死者进行了解剖；宜州推官吴简、医生、画工等都细致地观察了囚犯尸体的内脏器官，并由画工宋景描绘成图谱，史称《欧希范五脏图》。《朱提点内境论》中提及："近世刑人于市，剖而见之"[1]。

《欧希范五脏图》是目前有史记载最早的依照人体解剖实际进行绘制的脏腑图。在那个对身体仍然存在敬畏与崇拜的年代里，要解剖尸体将冒天下之大不韪，如唐宋律令均规定"诸残害死尸及弃尸水中者，各减斗杀罪一等"[2]。因此，《欧希范五脏图》的出现无疑具有极高的创新意义。

3)《存真图》与《存真环中图》：宋徽宗崇宁五年（1106 年），泗州郡守李夷行在处决反叛者的时候对尸体内脏进行了观察，其后，泗州名医杨介根据李夷行的观察，绘制成《存

---

① 明.张宇初、张宇清，邵以正.朱提点内境论.正统道藏.洞真部.方法类.修真十书杂著捷径卷

② 长孙无忌.《唐律疏议》卷 18 "贼盗律·残害死尸".刘俊文点校.北京：中华书局，1983：343；窦仪.《宋刑统》卷 18 "贼盗律·残害死尸".吴翊如点校.北京：中华书局，1984：286

真图》。南宋晁公武在《郡斋读书志》中记载："崇宁间，泗州刑贼于市，郡守李夷行遣医并画工往，亲决膜，摘膏肓，曲折图之，尽得纤悉。介校以古书，无少异者，比《欧希范五脏图》过之远亦，实有益于医家也。[①]"

7 年后，即 1113 年，杨介重修《存真图》，并把十二经络加入其中，制成了《存真环中图》。贾伟节在《存真环中图》序中说："政和三年（1113），杨君介吉老，以所见五脏之真，绘而为图，又益以十二经，以《存真环中图》名之"。僧幻云说："存真，五脏六腑图也……环中，十二经图也"[②]。因此，《存真环中图》已不仅仅是脏腑图，而且还包括经络图。

时至今日，《存真图》原图已经亡佚，但在其他众多著作中都有引用，尤其是明清时期，医学著作中都有《存真图》的影子。除了《存真图》，《烟萝子内境图》《欧希范五脏图》同样对后世产生极其深远的影响，对医学知识的传承便利及科学规范发挥了不可磨灭的贡献。

4)《华佗内照图》：是否确为华佗所作已不可考，有学者认为确是华佗所作（任应秋，1980）；也有学者认为应是华佗弟子或受业传人所作，成书应在晋代或南北朝时期，在公元 5~6 世纪之前（马继兴，1984）。究竟《华佗内照图》在医学传承中有多大影响，可以从该图的流传情况略知一二。

马继兴先生对此进行过系统梳理，他认为，《华佗内照图》曾出现过三个传本系统，一是《内照图》传本系统；二是《玄门内照图》传本系统；三是《玄门脉诀内照图》传本系统。各种版本的主要记载有：北宋绍圣二年（1095 年），沈铢校刊《玄门脉诀内照图》；1273 年，元代孙焕重刊《玄门脉诀内照图》；明成化二十三年（1487 年），仲兰氏重刊《新刊华佗玄门脉诀内照图》2 卷；万历年间胡文焕刊印的《百名家书》中收入《华佗内照图》2 卷；1644 年，殷仲春《医藏目录》中记有 1 卷；嘉靖三十六年，徐春甫《古今医统大全》中有《内照图》记载；明末刊《格致丛书》收入 1 卷；清光绪十七年（1891 年），周学海《周氏医学丛书》收录 1 卷；此外，还有明嘉靖年周与国抄本、嘉靖十六年（1811 年）陈鳢抄本、清叶天士抄本；国外记载则有：1611 年朝鲜许浚《东医宝鉴》中提及《内照图》、日本江户医学馆抄本、1711 年日本人青柳安真氏据胡文焕本重刊[③]。

靳士英教授对部分流传较广的内景图进行了详细考证（1996），对《烟萝子内境图》《欧希范五脏图》《存真图》《存真环中图》《孙焕华佗内照图》《顿医抄》《万安方》《十四经发挥》《针灸聚英》《三才图会》《针灸大成》《人镜经》《循经考穴编》等书中脏腑图进行了细致分析，对关键人物、医籍、图形的科学性及医学价值等都予以了细致阐述[④]。为更清晰地介绍各图所产生过的影响，本书作以图形进行说明，图 4-4 中箭头方向表示各医籍之间曾经有过影响或引用，并非精确出处或其他含义。

5）其他内景图：除去以上所记图形外，在历史上还曾出现过一些其他著名的内景图，但由于各种原因，不少图形已经亡佚，如北宋朱肱所著《内外二景图》。朱肱，宋代伤寒名家，在杨介《存真图》等资料的基础上绘制了《内外二景图》，包括外景图和内景图两部分。

---

① 晁公武. 郡斋读书志[M]. 卷 16. 上海：上海古籍出版社，1990：236
② 〔日〕，丹波元胤. 中国医籍考·卷十六·脏象
③ 马继兴.《华佗内照图》源流考[J]. 北京中医杂志，1984，（1）：13-17
④ 靳士英，靳朴. 存真图与存真环中图考[J]. 自然科学史研究，1996，（3）：272-284

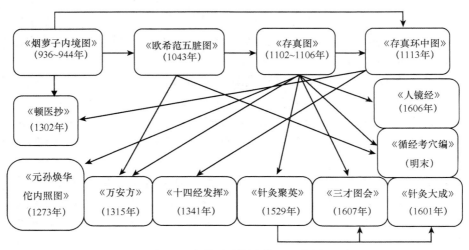

图 4-4　内景图的影响作用示意图

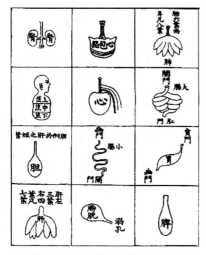

图 4-5　《医林改错》内景图

至今，图形已佚，但在《道藏》中有文字记载。《道藏》卷4 中《烟萝子内境图》后有相关文字，题为"朱提点内境论"。靳士英先生（1995）从作者背景、成书经过及"朱提点内境论"文字等角度深入分析后认为，该文 800 余字应当为朱肱《内外二景图》的部分说明文字[①]。

清代医家王清任，于道光十年（1830 年）刊印了《医林改错》，其中绘制的"亲见改正脏腑图"是近代医学脏腑图中的经典之作（图 4-5）。王清任曾经多次去往刑场义冢，观察弃尸剐刑；历经 42 年时间，对古籍医典中的脏腑图错误进行纠错校核。《医林改错》的成书也成为传统医学中实证观察的一个重要范例，也是走向中西医融合之路的开端。

在医家所用内景图之外，道家也有类似脏腑图的存在，其中最为著名的是《内经图》和《修真图》。《内经图》也被称为《延寿仙图》，为人体侧身剖面图，类似山水画，内容包括阴阳、五行、太极、八卦、前三田、后三关等道家修行要诀，用以指导道家修真、炼气之用（图 4-6、图 4-7）。

《修真图》，也称《丹成九转图》。由卷首、中轴柱体和两翼图文三大部分组成。卷首为总论，介绍道家宇宙观。两翼图文介绍人们朴素的自然观，其中以六神兽代表人体的六种脏器，肝神为龙、胆神为龟蛇混形、心神为朱雀、脾神为神凤、肺神为虎、肾神为玄鹿。中轴柱体则介绍道家炼丹行功的九个层次。

《内经图》与《修真图》为道家两大经典图形，其中展现了道家理论的一些假设，如人体是一个小天地，修道注重内丹修炼等；而这些图形的设计即是让道家养生修炼更形象、生动及艺术化，但同时也更加神秘、隐晦。道家《内经图》与医家内景图有共同之处，即设计目的均为实现医学知识的形象化、知识传递的便捷化；而不同之处在于，道家《内经图》只是为养生目的而设计，且图形设计为增强意会作用；而医家内景图以解剖学为基础，

---

① 靳士英. 朱肱内外二景图考[J]. 中国科技史料, 1995,（4）: 92-96

以实证观察为手段。

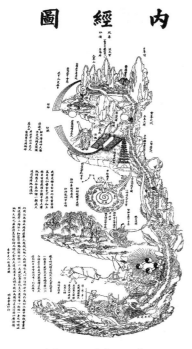

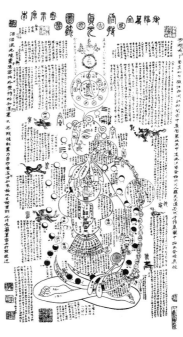

图 4-6　《内经图》　　　　　　　　　　　图 4-7　《修真图》

在我国传统医籍中还有其他大量内景图存在，如《尊生要旨》有 4 幅内境图；《万寿丹书》有 14 幅，包括脏腑正面图、脏腑背面图、心脏之图、肺脏之图、肝脏之图、脾脏之图、肾脏之图、心包络之图、大肠腑之图、胆腑之图、胃腑之图、膀胱腑之图、小肠腑之图、三焦之图；《修养须知》有 1 幅内观图；《遵生秘笈》有 11 幅内景图，包括肺脏之图、大肠腑之图、胃腑之图、脾脏之图、心脏之图、小肠腑之图、膀胱腑之图、肾脏之图、胆腑之图、肝脏之图等；《洞天秘语》有 3 幅[①]。

（2）外景图：中国传统医学中，"外景"是指体表的形状；而外景图，则主要是经络图、经脉图，也称环中图；在缺乏解剖学实证的前提下，古人误以为经络是在体表之上，可以用肉眼观察。为便于分类，本书将针灸腧穴定位中的基础知识、身形图、骨度图及指寸图等一齐归入外景图。

1）经络图：我国最早的中医著作《黄帝内经》提出了"经络"的概念，它是脏腑之间联系的桥梁；经络学说也成为藏象学说的重要补充。但经络是抽象概念，至今依然无法从形态学上进行证实，更不用说以解剖等手段进行显性说明，因而这也成为经络理论学习的难点。为更好地对此理论进行解释，古代医学家设计出多种经络图以助学习。目前可以考证的经络图有：六朝时期的《产经十脉图》、北宋王惟一的《十二经脉气穴经络图》、杨介的《存真环中图》（1113）、朱肱的《内外二景图》《活人书》经络图（1118）、金代阎明广的《子午流注针经》十二脉图六种[②]。

---

①　孙灵芝，程伟. 略论中医养生古籍著作中的身体相关图像[J]. 中医文献杂志，2012，（3）：8

②　黄龙祥. 中国针灸史图鉴[M]. 青岛：青岛出版社，2003：363

《产经十脉图》，也称《妊妇十脉图》（图 4-8 ），是现存最古老的经络图。10 幅脉图主要是以一个孕妇的形象来说明经脉与胎儿孕育的关系。

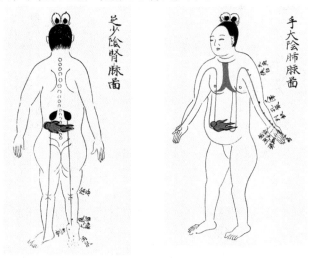

图 4-8　《产经十脉图》节选

北宋王惟一编修的《铜人腧穴针灸图经》中有正人、侧人、伏人三幅经脉图，名字为"十二经脉气穴经络图"，但该图与其他经脉图不同，是经穴与经脉的综合图；而且图中只有经脉的体表循行线，没有相应的内行线。

宋政和三年（1113 年），杨介在《存真图》的基础上，加上十二经脉制成《存真环中图》。其中由图、文两部分组成；文字部分包括正文、注文两部分；经脉排序可能是按手三阴、手三阳、足三阴和足三阳的顺序；而且据推测，经脉图应当是一幅图对应一条经脉，共 12 幅图。原图已佚，最早引录记载是日本《顿医抄》《万安方》（图 4-9 ）[1]。

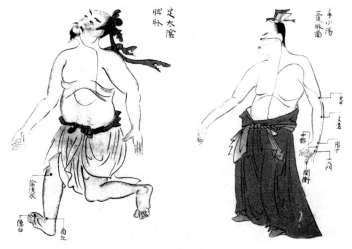

图 4-9　《环中图》

宋，杨介，引自延享二年版《万安方》，日本国立公文书馆内阁文库藏[2]

① 黄龙祥. 中国针灸史图鉴[M]. 青岛：青岛出版社，2003：378
② 黄龙祥. 中国针灸史图鉴[M]. 青岛：青岛出版社，2003：380

《内外二景图》，宋代朱肱作，据考证，书中经脉循行的文字注释与图形基本上来自《环中图》。1118 年，朱肱重校《活人书》时，经络图的图形也是依据杨介《环中图》。

《子午流注针经》，金代阎明广著，其中图形与图注文字来自朱肱的《内外二景图》[①]。

《医宗金鉴·刺灸心法要诀》（图 4-10），清代吴谦编修，主要参考了《类经图翼》《医学入门》及《针灸大成》等书。该书第一次将"经脉图"与"经穴图"进行区分。

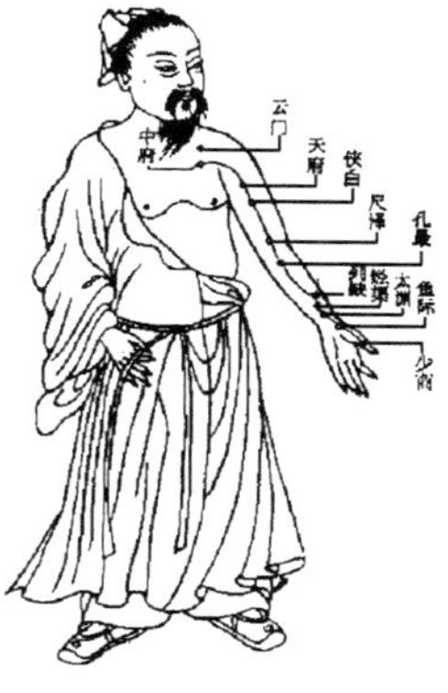

《经脉图考》，清代陈惠畴著，主要参考了《类经图翼》《针灸大成》及《医宗金鉴》等书。

《张仲兼经脉图》，清光绪年间张仲兼绘制，包括正背面经脉图、正背侧面经穴图、十二经脏腑形状全图。

图 4-10　刺灸心法要诀

有学者在对以上经络图进行考证之后，对各种经络图源流关系进行了梳理，并绘制了图 4-11[②]：

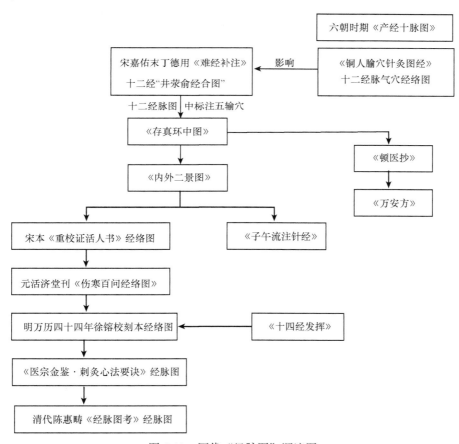

图 4-11　历代"经脉图"源流图

① 申玮红. 朱肱经络图源流考[D]. 北京：中国中医科学院，2006：56
② 申玮红. 朱肱经络图源流考[D]. 北京：中国中医科学院，2006：59

2）身形图：要对腧穴进行准确定位，就必须对人体的体表特征等进行描述，因而在中国古代医学文献中出现了不少身形图。身形图可分为头面图、五轮八廓图、躯干图等。

对于头面图，明代（1606年）钱雷编著的《人镜经》、张介宾编著的《类经图翼》、清代吴谦等编著的《医宗金鉴》里有相关记载，而《医宗金鉴》内还包括正面图、侧面图与背面图。

五轮八廓学说是传统医学中论述眼睛与五脏相互关系的理论。《太平圣惠方》有"眼有五轮，风轮、血轮、气轮、水轮、肉轮，五轮应于五脏……"此外，在《元亨疗马牛驼全集》《医宗金鉴》《经络相法》中都有关于五轮八廓的图形及文字记录。

最早关于骨骼名称和人体部位名称的记载是《黄帝内经》；对周身骨骼的详细记载则要到宋代，在《圣济总录·骨空穴法》中才发现；而对于躯干或骨骼的图形记载则可从《人镜经》《类经图翼》《医宗金鉴》《伤科补要》找到相关记录（图4-12、图4-13）[1]。

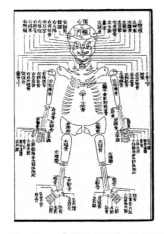

图4-12　《伤科补要》骨骼图

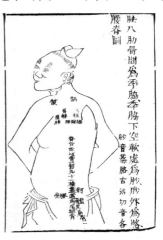

图4-13　《人镜经》插图

3）骨度指寸图：骨度，是中医利用人体各部的长宽尺寸作为辨认穴位的参照方式。《灵枢·骨度》中记载："黄帝曰：愿闻众人之度。人长七尺五寸者，其骨节之大小长短各几何？伯高曰：头之大骨围，二尺六寸。胸围四尺五寸。腰围四尺二寸。发所覆者颅至项，尺二寸。发以下至颐，长一尺，君子终折。"滑寿的《十四经发挥》中，有较为完整的骨度图；马莳的《灵枢注证发微》中有三人骨度图。

指寸，是针灸中利用本人手指作为测量工具的一种办法，如《备急千金要方》中记载："其尺寸之法，依古者八寸为尺。仍取病者男左女右手指上第一节为一寸，亦有长短不定者，即取手大拇指第一节横度为一寸，以意消息，巧拙在人。"今天在临床中仍然常用到"中指同身寸"等方法。为更清晰地说明这些方法，明代高武的《针灸聚英》、庄绰的《灸膏肓腧穴法》《神农皇帝真传针灸图》中都有指寸图（图4-14、图4-15）。

（3）明堂图：明堂，古代指天子理政、百官朝拜之所；汉代为九室12堂的布局，分别对应十二个月。医家将其与人体十二经对应，从而称人体经穴图为明堂图，早期明堂图也被称为"偃侧图"。迄今为止，我国还保留了丰富的腧穴图和孔穴图，今人都将其称为"明堂图"，但"明堂图"在古代的真正本义应当是根据《黄帝明堂经》、或注本、或重编本所

---

① 黄龙祥. 中国针灸史图鉴[M]. 青岛：青岛出版社，2003：34-41

绘制而成的针灸腧穴图。

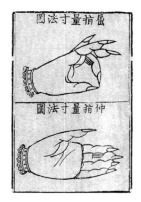

图 4-14　庄绰的《灸膏肓腧穴法》指寸图

图形摘自《中国针灸史图鉴》

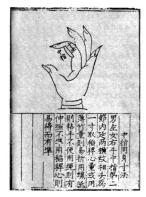

图 4-15　高武的《针灸聚英》指寸图

图形摘自《中国针灸史图鉴》

如前文所述，经络图至今存世数量并不多，而经穴图却保存得相对丰富，且在很多图形中经络、经穴两者均有，导致后人常把经络图与经穴图混同。本书仅从技术对医学教育所产生的影响入手，因此对两者异同不做细致区分，对所有绘有腧穴的图形统称明堂图。

1）人体明堂图：古代人体腧穴图的种类大致可分为腧穴总图、十四经穴图及分部分类腧穴图三大类，唐代以前全身腧穴图为三人图，即"正人明堂图"（即正面图）、"伏人明堂图"（即背面图）、"侧人明堂图"（即侧面图）；也有按十二经穴分列的十二人形图；宋以后出现了只有正人、伏人两张图的铜人明堂图；元代则出现了四人明堂图，既在传统三人明堂图上加一幅脏腑全图①。较为著名的有《黄帝中诰孔穴图经》《曹氏十二经明堂偃侧人图》《孙思邈三人明堂图》等。

最早的明堂图当是《黄帝中诰孔穴图经》，成书约在战国后期或秦汉年间，原本亡佚，唐代王冰的《素问注》中有部分内容，该书记述了孔穴、经脉位置等，其中有"郄""募"等要穴名称，并配有图解；是我国最早的一部针灸孔穴图籍。

两晋南北朝时期，医家们已重视经络腧穴图的绘制。据葛洪《抱朴子》载："……自非旧医备览《明堂流注》《偃侧图》者，安能晓之哉？"这个时期见于著录的针灸图有：《偃侧图》8 卷、秦承祖的《明堂图》3 卷、《孔穴虾蟆图》3 卷、《神农明堂》1 卷等。针灸医籍则主要有秦承祖的《偃侧杂针灸经》《偃侧人经》；徐叔响的《针灸要钞》1 卷；《明堂流注》6 卷；《黄帝针灸经》12 卷；《程天祚针经》6 卷；《新撰针灸穴》1 卷；《杂针经》4 卷；《明堂孔穴》2 卷；《针灸图经》11 卷；《黄帝明堂》3 卷；《针灸图要诀》1 卷；《明堂孔穴》5 卷；《要用孔穴》1 卷；《岐伯灸经》1 卷等，见于医书文献的这些针灸著作，基本已亡佚。另有佚名氏的《治诸横邪癫狂针灸图》，假托扁鹊所撰，介绍了用毫针和火针治疗精神病的知识。《针灸黄疸法并三人图》1 卷，是针灸治疗黄疸的专书。这两书均已失传，部分内容散见于其他医籍中②。

《黄帝十二经明堂偃侧人图》12 卷，《隋书·经籍志》《旧唐志》与《新唐书·艺文志》中均有提及，有学者考证，曹氏即三国时期魏曹翕，原书已佚。

① 黄龙祥. 中国针灸史图鉴[M]. 青岛：青岛出版社，2003：62
② 傅维康. 针灸推拿学史[M]. 上海：上海古籍出版社，1991：92-95

《孙思邈三人明堂图》，作者孙思邈，唐代名医，著有医书 80 多种，其中最为出名的是《备急千金要方》《千金翼方》。在针灸领域，孙思邈的重要成就即是绘制了《三人明堂图》，该图是在甄权等绘制的明堂图的基础上完成的，也是有明确记载的最早官方修订《明堂针灸图》。在《千金翼方》卷 26 记载："论曰，安康公李袭兴称武德中出镇潞州，属随徵士甄权以新撰明堂示余，余既暗昧未之奇也……尔后缙绅之士，多写权图略，遍华裔，正观中入为少府奉顷修明堂，与承务郎司马德逸太医令谢季卿太常丞甄立言等，校定经图，于后以所作呈示"[1]。

孙思邈对明堂图的作用非常重视，他认为经络是很难测量的，要想准确辨认，就必须有图来指示，"夫病源所起，本于脏腑，脏腑之脉，并出手足。循环腹背，无所不至，往来出没，难以测量，将欲指取其穴，非图莫可"[2]。对于之前的旧明堂图，他认为因为绘制年代太久，中间存在很多错误，不适合用于当下医疗实践，"去圣久远，学徒蒙昧，孔穴出入，莫测经源"[2]。

孙思邈编绘的《三人明堂图》共有三幅（图 4-16），仰人图（正面图），有 282 穴；背人图（背面图），有 194 穴；侧人图（侧面图），有 174 穴；共计孔穴 349 个；单穴 48 个，双穴 301 个，三图孔穴共 650 穴（《千金翼方》又说双穴 300 个，三图共 649 穴）。为了让医者"依图知穴，按经识分，孔穴亲疏，居然可见"[3]；为便于辨识，孙思邈对不同经脉采用不同颜色进行绘制，"……其十二经脉，五色作之，奇经八脉以绿色为之，三人孔穴共六百五十穴，图之于后亦睹之便令了然。……"[4]这种带有彩绘的《明堂图》是中国针灸历史上最早的彩色经络腧穴图，但这些图都已经亡佚了，后世有过不少医家的仿制图形。其后，唐代王焘也彩绘了十二人形明堂图。

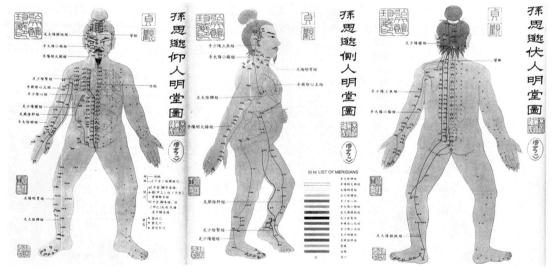

图 4-16　孙思邈《三人明堂图》

孙忠年、邵芾棠仿制，1992 年

有证可考关于明堂图应用于官方教育是在唐代。《唐六典》明文规定："针生习《素问》《黄帝针经》《明堂》《脉诀》；兼习《流注（针经）》《偃侧》等图、《赤乌神针》等经。业成者试《素

---

① 孙思邈. 千金翼方. 卷二十六中

② 孙思邈. 千金方. 备急千金要方. 卷二十九. 针灸上

③ 傅维康. 针灸推拿学史[M]. 上海：上海古籍出版社，1991：110

④ 孙思邈. 备急千金要方. 卷二十九

问》四条,《黄帝针经》《明堂》《脉诀》各二条。"《唐六典》中强调太医署必须重视对医学生学习成绩的考核"诸医针生读本草者即令识药形而知药性;读明堂者即令检图识其孔穴"[①]。

1027 年,王惟一编著成《铜人腧穴针灸图经》,由医官院木板刊行,并将全书刻于石碑上,同时补入《穴腧都数》卷;书中详述手足三阴三阳经脉和任督二脉的循行路线和腧穴,参考名家学说予以订正,并绘制经脉腧穴图。

在各种类型的明堂图中,有一类图形相对特殊,即铜人图。铜人图与其他明堂图基本相似,但铜人图是依据铜人绘制,图形中人体的写实性更强,与其他明堂图中的人形以写意为主有所区别。最为著名的铜人图有北宋年间石藏用依据天圣铜人绘制的正人、伏人两图;明成化十年,镇江府史素的两幅重绘图(图 4-17);明弘治年间丘濬的两幅重绘图;嘉靖年间,南京太医院也有重绘图。

2)动物明堂图:当针灸技术发展到一定阶段后,经穴理论也被引用于兽医领域。因此,图形表征技术也被应用于兽医知识的学习,兽医明堂图应运而生。最早的图形已无法考证,但在《隋书·经籍志》中载有《治马经图》二卷、《马经孔穴图》一卷,但最为经典的仍属《司牧安骥集》《元亨疗马集》。

《司牧安骥集》,唐代李石编撰,是古代最为经典的兽医著作。书中收录了春秋时代畜牧兽医专家孙阳(号伯乐)命名的兽医针灸专篇《伯乐针经》,并有"穴名图""伯乐画烙图歌诀""六阴六阳图"等内容(图 4-18、图4-19)。其中"六阴六阳之图"是古代兽医十二经络最早的文献,《新编集成马医方牛医方》(1399)、《新刻马书》(1594)、《元亨疗马集》(1608)、《新刻注释马牛驼经大全集》(1785)等书中都曾转载过此图[②]。但该图在部分书中被修改为"三阴三阳之图"。

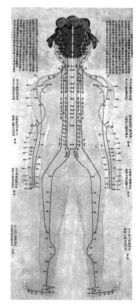

图 4-17　明代史素重绘铜人图

引自《中国针灸史图鉴》

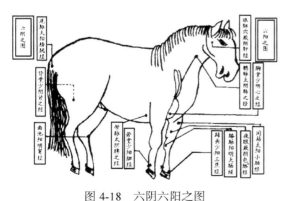

图 4-18　六阴六阳之图　　　　　　　图 4-19　穴位经脉图

《元亨疗牛马驼集》,明代喻本元、喻本亨(1608)著,书中以问答、歌诀、证论及图

①　李经纬. 中国医学通史(古代卷)[M]. 北京:人民卫生出版社. 2000:235-236

②　陆钢, 林仁寿. 对《司牧安骥集. 六阴六阳之图》之修正[J]. 中兽医医药杂志, 2000,(1): 25

示等方式来介绍马牛驼的辨识、饲养、治疗、病理等知识。其中仅《疗马集》中就载有 112 幅图和 150 首歌诀，书中的"马牛明堂图"是兽医学习的经典。但兽医明堂图与人体明堂图有所不同，兽医明堂图中只有单个经穴记录，没有循行线（图 4-20）。

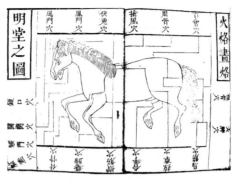

图 4-20　《元亨疗马集》中的马明堂图

中国古代兽医技术在明清年间在日本、朝鲜、阿拉伯及欧美等国广为流传，而兽明堂图成为各国转载、翻印的重点。如日本在公元 1000 年印制了《伯乐针经》和《司牧安骥集方》；1604 年又出版了《假名安骥集》。1399 年，朝鲜人赵浚、金士衡等用汉文编写了《新编集成马医方·牛医方》，其中收载了我国的《伯乐针经》和《穴名图》[①]。可见，兽明堂等图形在古代兽医技术的传播中起到了不可忽视的作用。

4.1.2　药物教学

中药学，是研究中药基本理论和临床应用等知识的学科，主要内容包括认识药物产地、来源、采集方法、炮制方法、药性、配伍规则等；是中医药学科下重要的二级学科，也是中医学的基础学科。记载药物的图形也称为本草图。

（1）《芝草图》：关于这个学科的著作极其丰富，秦汉时期已有专著《神农本草经》。此后，为更准确地对药物进行辨识，图形被应用于药物著作的编写中，早期的药物图也称芝草图。最早的芝草图记载见于魏晋南北朝时期，葛洪《抱朴子·地真卷十八》中提到"北到洪隄，上具茨，见大隗君黄盖童子，受神芝图，还陟王屋，得神丹金诀记"，注释"一一：北到洪堤至受神芝图案轩辕本纪云受神芝图七十二卷"；其中神芝图即是最早的药物图形。南北朝时期，陶弘景《本草经集注·草木上品》中"紫芝"解释："此六芝皆仙草之类，世所稀见，族种甚多，形色环异，并载《芝草图》中"。《隋书·经籍志》中也曾提到过《灵秀本草图》《芝草图》，从书名字面理解应当为药物图著作。

（2）《新修本草》：唐显庆二年（657 年），朝廷组织编纂了药典《新修本草》（又名《唐本草》），全书共 54 卷，收药 844 种（也有说 850 种），新增药物 114 种（也有说 120 种），书中包括了药图、图经、本草三部分，分为玉石、草、木、兽禽、虫、鱼、果菜、米谷、有名未用九类。在该书开篇"孔志约序"中提到："铅翰昭章，定群言之得失；丹青绮焕，备

庶物之形容。撰本草并图经、目录等，凡成五十四卷"，从中可初步判断，《新修本草》不单是汇集了全国各地的药物资源，而且应当还有用多种颜色绘制的彩色图形。

此外，唐天宝十一年（742 年），政府颁布《天宝单行方药图》，其中图形极有可能也是彩色图形。在宋代苏颂的《本草图经》的序言中提到"昔唐永徽中，删定本草之外，复有图经相辅而行，图以载其形色，经以释其同异，而明皇御制，又有《天宝单方药图》，皆所以叙物真滥，使人易知，原诊处方，有所依据。二书失传且久，散落殆尽，虽鸿都秘府，亦无其本"。这就意味着，《新修本草》和《天宝单行方药图》还在宋代就已经失传；但这些唐代本草医著图文并茂的编写方式，对学习者了解和掌握药物形态的帮助作用无疑已得到认可。

（3）苏颂《本草图经》：1061 年，北宋名医苏颂等负责编写了《本草图经》（又名《图经本草》）。《本草图经》全书共有 20 卷。编著原因如该书序言所记："五方物产，风气异宜，品类既多，赝伪难别"，药物品种太多，鉴别容易出错，因而编写了这部"图经"。但此后不久《本草图经》便亡佚，只在《政和经史证类备用本草》和《本草纲目》引用较多。据统计，书中记录药物达 800 余种，绘制药图 933 幅，其中矿物药 106 味，图 88 幅；植物药 545 味，图 745 幅；动物药 126 味，图 100 幅。每味药都分药图与注释两部分，其中注释内容丰富，包括药材名称、药材产地、药材形状、鉴别方法、采集季节、炮制方法、主治病证等[①]。

（4）唐慎微《证类本草》：《证类本草》，全称《经史证类备急本草》，于宋元丰五年（1082 年）由唐慎微编著。《证类本草》主要参考了掌禹锡的《嘉祐本草》和苏颂的《本草图经》，并融汇了各种名医专著、民间验方及释道儒等诸家典籍中的药物知识综合编著而成。全书共有 31 卷，按照玉石、草、木、人、兽、禽、虫鱼、果、米谷、菜、有名未用、图经外草类、图经外木蔓类 13 类进行介绍，每一味药分别包括名称、药性、功效、来源、采集方法、加工方式和荐方等内容，部分药物配有图形说明；全书共记录药物 1746 种，其中新增药物 660 种，绘有药图 294 幅。该书成为药物专著范本，宋代后来刊行的《大观本草》《政和本草》《绍兴本草》，包括金元时期出版的《经史证类大全本草》均以该著作作为主要基础。

（5）王继先《绍兴本草》：《绍兴本草》，也称《绍兴校定经史证类备急本草》，是南宋绍兴二十九年（1159 年），由王继先、张孝直、柴源与高绍功等共同编撰的药物著作。该著作主要参考蓝本为《大观本草》。全书共有 32 卷，记录药物 1748 种，新增 6 种，其中豌豆、胡萝卜、香菜、银杏等为今天我们所熟知。书中也是采取了图文混排的方式，图形多达 796 幅，且以药物形态图为主。该书是南宋期间唯一的一部药典性质的本草著作。

（6）《补遗雷公炮制便览》：作者佚名，现存孤本绘制于明万历十九年（1591 年）。全书共分 14 卷，依照金石、草、木、人、兽、禽、虫鱼、果、米谷、菜十大类进行介绍，书中共记录药物 957 种，其中彩色药图有 1132 幅（图 4-21），而且多数是药物形态图；此外还有 219 幅药物炮制图，是我国古代药物炮制工艺与设备的罕见记载。该书是我国古代最大的彩色本草图谱[②]。

---

① 金丽. 福建医家苏颂《本草图经》学术成就探颐[J]. 江西中医学院学报，2009，（6）：24-25
② 孙清伟. 中医本草古籍图像研究[D]. 北京：中国中医科学院，2013：31

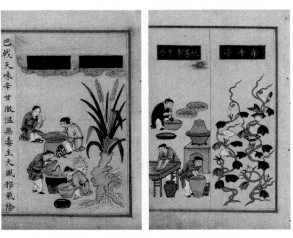

图 4-21　《补遗雷公炮制便览》插页

（7）李时珍《本草纲目》：最为著名的是明代李时珍撰写的《本草纲目》，这是一部最为全面的药学著作，出版于 1590 年；全书共有 52 卷，190 余万字；其中记录 1892 种药物，其中 374 种为新增药物，绘制插图 1160 幅（图 4-22），分为 60 类①。该书凭借科学的分类方法与丰富的药物数目等特色，成为药物学中的巨著。

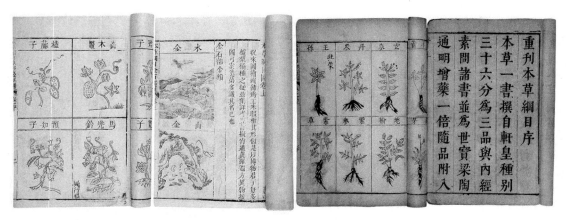

图 4-22　《本草纲目》插图（清代刻本）

（8）《本草原始》：作者李中立，刊于明万历四十年（1612 年）。该书依照草、木、谷、菜、果、石等十部进行分类，共记载药物近 5000 种；书中收录图形达 622 幅（图4-23），多数是药材图。该书图形特点与以往药物专著不同，除了绘有药材的全图，还有药材的横断面图，并在图旁配有文字注释，描述该药材的鉴定要点。该书成为中药药材学的奠基之作，后来的不少药物著作中关于生药鉴定与药物炮制的表述方式也采用了这种以图形辅助的方式，如明代倪朱谟的《本草汇言》与清代郭佩兰的《本草汇》等书②。

---

① 潘吉星.《本草纲目》之东被及西渐[J]. 药学通报. 1983（18）：11
② 孙清伟. 中医本草古籍图像研究[D]. 北京：中国中医科学院，2013：31-32

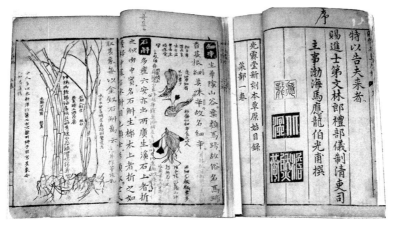

图 4-23　《本草原始》插页

（9）《植物名实图考》：作者为清代吴其濬，该书刊于 1848 年。全书共 38 卷，记录植物 1714 种，分为谷、蔬、山草、隰草、石草等 12 类，其中绘有 1865 幅图。该书成为近代植物学的重要奠基之作，也是古代中医本草古籍中图形最多的一部著作[①]。

除了以上涉及医著，有学者对各种可查史料进行了统计，共调查了 33 种中医本草古籍，绘有 14 693 幅药物图，具体见表 4-1[②]：

表 4-1　本草古籍中的药物图

	本草专著	图形数量（幅）	版本
1	《绍兴校定经史证类备急本草》	796	日本昭和八年癸酉（1933 年）东京春阳堂据日本旧抄绍兴校定经史证类备急本草影印本
2	《重修政和经史证类备急本草》	931	明成化四年戊子（1468 年）山东原杰雷复等据平水许宅本重刻本
3	（御制）《本草品汇精要》	24	清抄本
4	《滇南本草图说》	221	清乾隆三十八年癸巳（1773 年）昆明朱景阳抄本
5	《本草蒙筌》	585	明崇祯一年戊辰（1628 年）金陵刘孔敦万卷楼刻本
6	《本草纲目》	1110	明万历二十一年癸巳（1593 年）金陵胡承龙刻本
7	《补遗雷公炮制便览》	1130	明万历十九年辛卯（1591 年）彩绘稿本
8	（新刻）《太乙仙制本草药性大全》	865	明万历陈孙安积善堂刻本
9	《本草原始》	622	上海大成书局石印本
10	《本草汇言》	84	清顺治二年乙酉（1645 年）刻本大成斋藏版
11	《本草图解》	1122	1928 年上海中华新教育社铅印本
12	《本草汇笺》	264	清康熙五年丙午（1666 年）龙耕堂刻本
13	（新镌）《本草纲目类纂必读》	418	清康熙毓麟堂刻本
14	《本草汇》	208	清康熙五年丙午（1666 年）吴门郭氏梅花屿刻本书业堂藏版
15	《增订本草备要》	463	清康熙三十三年甲戌（1694 年）序刻本杏园藏版

① 孙清伟. 中医本草古籍图像研究[D]. 北京：中国中医科学院，2013：32
② 孙清伟. 中医本草古籍图像研究[D]. 北京：中国中医科学院，2013：35-36

续表

	本草专著	图形数量（幅）	版本
16	《本草求真》	478	清乾隆三十七年壬辰（1772年）广雅堂刻本
17	《简易草药方图说》	60	清道光七年丁亥（1827年）序刻本
18	《图经节要补增本草歌括》	113	明成化一年熊氏种德堂刻本复制本
19	（新镌三集）《本草炮制药性赋》	712	明万历书林洪宇李良臣刻本
20	《饮膳正要》	172	1930年上海涵芬楼影印中华艺社借照日本岩崎氏静嘉堂文库藏明刊本四部丛刊续编子部
21	《食物本草》	120	1985年中医古籍出版社据明崇祯刻清修补本影印本
22	《食物本草会纂》	314	清康熙三十年辛未（1691年）序刻本
23	《养生食鉴》	232	清光绪二十年甲午（1894年）石印本
24	《救荒本草》	112	明万历二十一年癸巳（1593年）钱塘胡氏校刻本
25	《野菜谱》	120	日本平安书肆长松堂刻本
26	《茹草编》	101	明万历二十五年丁酉（1597年）金陵荆山书林刻本
27	《野菜博录》	435	民国乙亥南京盋山精舍陶风楼影印本
28	《本心斋蔬食谱》	60	抄本
29	《人参谱》	1	1984年6月据甘肃省图书馆藏清乾隆丙戌香草堂嘉兴杨士尊镌版本复制手抄本
30	（秘传）《花镜》	148	清同治八年己巳（1869年）万卷楼刻本
31	《古今图书集成草木典》	934	清光绪十年甲申（1884年）上海图书集成印书局铅印本
32	《植物名实图考》	1737	2008年中医古籍出版社
33	（增订）《伪药条辨》	1	1927、1928年绍兴和济药局铅印本

4.1.3　诊疗教学

中医是一门实践应用性极强的学科，时至今日其临床应用已发展成为包含中医内科学、中医外科学、中医妇科学、中医儿科学、中医骨伤科学、中医五官科学、针灸推拿学等众多学科的完善体系。在中国古代传统医学中，虽然没有今日中医临床领域这样的学科细分，但临床诊法已基本完善，四诊八纲等理论已非常成熟。而其中，对临床知识的传承，人们采用多种技术形式予以辅助，如舌诊图、脉诊图等。

（1）病证图：即用图形的方式来说明病变部位及其形状，在外科中尤其常见。病证图主要起指示作用，通常只用来标明发病部位，以点或圆来表示，如各种疽症；但也有少数特殊病证需要在指明病变部位的同时描绘出病证的特殊形状，如人面疮、莲子发。

"外科心法要诀"，即《医宗金鉴》的外科部分，卷61~76，由吴谦等编纂，刊于清乾隆七年（1742年），后来曾有单行本刊行。书中病证图数量众多（图4-24），包括头部有百会疽、透脑侵脑疽、佛顶疽等18种病证图；面部有颧疡颧疽、颧疔等16种病证图；项部有脑疽、偏脑疽、天柱疽等15种病证图；背部有上中下发背、莲子发、蜂窝发等14种病证图；腰部有肾俞发、中石疽、缠腰火丹3种病证图；眼部有眼胞菌毒、眼丹、针眼等9种病证图；鼻部有鼻疽、鼻疔等6种病证图；此外还有耳部2种、唇部5种、胸乳部10种、腹部8种、腋部3种、肋部4种、内痈部2种、肩部6种、臑部5

种、臂部 6 种、手部 18 种、臀部 9 种、股部 12 种、膝部 8 种、胫部 14 种、足部 14 种及其他发无定处的 35 种，病证图总计达 241 幅。此外关于痔疮的一幅图中介绍了 24 种痔疮图，其实是由 24 幅小图合而为一，分别是气痔、血攻痔、莲子痔等 24 种痔疮的不同病证形状[①]。

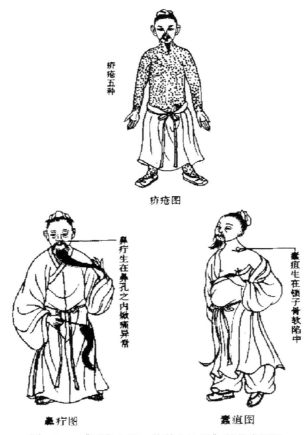

图 4-24　《医宗金鉴·外科心法卷》所载病证图

（2）脉诊图：脉诊，据传为扁鹊发明，即按触人体脉搏查察脉象变化的诊断方法，是中医最为推崇的诊断方式，也被称为切脉、诊脉、按脉、持脉；脉诊对于中医的重要甚至被形容为：脉动是生命的语言，医生是生命语言的解读者（栗山茂久，2001）。

公元 3 世纪，西晋王叔和撰写《脉经》，是中国现存最早的脉学专著，全书共分 10 卷、98 篇。全书综合了《内经》《难经》，以及张仲景、华佗等的有关论述；最终归纳了 24 种脉象，确立了脉象指下标准，提出浮与芤等八组相类脉的鉴别，提出寸关尺三部脉法，至今依然在现代中医诊断学中占有重要地位。

但脉象把握完全依靠医家自身的感觉，往往主观体会是难以用语言概括的；即使有些医家曾使用文字来描述，对旁人而言，依然不易理解；如李时珍的《频湖脉学》中描述浮脉"浮如木在水中浮，浮大中空乃是芤。拍拍而浮是洪脉，来时虽盛去悠悠。浮脉轻平似捻葱。虚来迟大豁然空。浮而柔细方为濡，散似杨花无定踪"；描写涩脉则是"如雨沾沙容

① 胡晓峰，李洪晓.《外科心法要诀》中的图像研究[J]. 中华医史杂志，2011，（7）：243-245

易散，病蚕食叶慢而艰"，"参伍不调名曰涩，轻刀刮竹短而难。微似秒芒微软甚，浮沉不别有无间。"因此，古代医家就留下了"脉理精微，非言可尽，心中了了，指下难明"的说法。为能以更直观的方式将脉象表示清楚，从宋代开始出现了脉诊图，脉诊图即是以图像的方式来帮助理解脉象变化的规律。

有学者认为南宋许叔微的《仲景三十六种脉法图》（1132 年）是最早的脉诊图，但该书已亡佚。张同君考证认为《脉法微旨》是《仲景三十六种脉法图》的传抄本[①]，是否真实，还有待进一步考证。

目前有据可查最早记载有脉诊图的是《察病指南》。《察病指南》由宋淳祐年间施发撰写；该书取《内经》《难经》《针灸甲乙经》及有关脉学、诊法论著参互考订，将其中明白易晓、切于实用的脉诊脉象等脉学理论分门别类编纂而成。内容以脉诊为主，脉象沿用"七表八里九道"二十四脉分类法，书中还列有审诸病生死脉法。除脉诊外，书中还介绍了听声、察色及考味等诊法，《察病指南》是早期诊断学专著中的经典。书中以圆圈表示脉管，在脉管内画出不同象形图案表示脉象，如以脉管内有物漂浮上来表示浮脉，与之相对应的是沉脉；以直线加锯齿表示涩脉（图 4-25、图 4-26）。

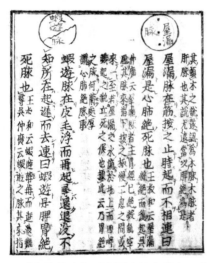
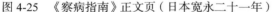
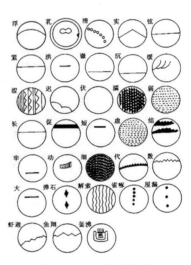

图 4-25 《察病指南》正文页（日本宽永二十一年）　　　　图 4-26 33 种脉象图

金元时期的《药性赋》抄本中也载有一幅脉诊图，图形为纯手工绘制；图中两手诊脉部位分别标注了对应的脏腑器官，并且有注释详细说明了寸关尺与各脏腑器官的相互关联[②]。

《脉诀指掌病式图说》，也称为《脉诀指掌图说》《脉诀指掌》或《丹溪重修脉诀》，是一部脉诊学专著。原题名为元代名医朱丹溪撰；也有认为是李东垣所撰；成书日期也存有争议，通常认为该书著于 1347 年，也有学者认为是 1248 年。全书共一卷，介绍了脉理、诊法及各种病证中脉象表现的不同与辨别方法，主要内容有三部九候、五运六气、七表八里九道脉等[③]。书中论述了浮、沉、迟、数、虚、实、缓、紧等 26 种脉象，为更清晰地说明，还附有数十幅手诊图。该书内容丰富，但结构略显庞杂，应当是集中了相当一部分宋

① 吴承艳，吴承玉.宋代诊断学名著《察病指南》研究[J]. 中国中医基础医学杂志，2013，8：860

② 孙清伟. 中医本草古籍图像研究[D]. 北京：中国中医科学院，2013：38

③ 沈劼.《脉诀指掌病式图说》及其作者考证[J]. 南京中医药大学日社科版，2013，12：150

元时期失传的脉诊医著内容；因此该书在医学史研究上具有较高文献学价值。

　　明代张世贤著有《图注脉诀》一书，其中记录了七表八里九道脉。明代沈际飞编著的《人之脉影归指图说》中也记录了七表八里九道十六怪脉脉图[①]。

　　明末《山公医旨》刻本中记录的脉诊图相对丰富，共有 6 幅脉诊细节图形，分别是：右手表里图（图4-27）、左手表里图、右手经络图、左手经络图、详症脉照图、输经络孙图[②]。

　　清代《类编药性脉法方论》抄本中也有两幅脉诊图，分别是左、右手；此外还有 23 幅极富创意的脉诀图，其中以图形的方式把 23 种常见脉象用简略的笔法勾勒出来，包括七表浮脉歌、八里沉脉歌、十道数脉歌、十道虚脉歌等，用以增加读者的直观感受[③]；把触觉感受转化为形象的视觉认知，若非医道精湛的医生定难以完成。

　　清代医家朱铭石也曾绘制过脉象图（图4-28），在他的脉象图中，以椭圆代表脉管，中间绘以形态各异的点、线等图形组合来表现不同脉象的触感；如浮脉，即在脉管中上部位置绘有一条略微上凸的弧线；玄脉，即在脉管中上部位置绘有一条近乎水平的直线；缓脉，即在脉管中部位置绘有一条略有起伏的波浪线。此外，在图侧还附有歌诀帮助记忆，如"浮芤滑实弦紧洪，七表还应是本宗，微沉缓涩迟并伏，濡弱相兼八里同"。

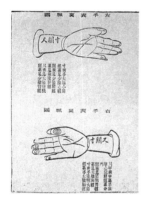

图 4-27　右手表里图

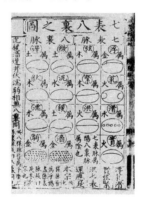

图 4-28　朱铭石《七表八里图》
转自李经纬《中医史》

　　此外，清代《外科心法要诀》（1742 年）中也记载有分配脏腑脉图一幅，其中绘有左手和右手寸关尺部位并且标注了各部位对应的脏腑名称。清代《喉科直掌》（1757 年）中有两副诊脉图，分别为左手图和右手图。《张氏咽喉总论》中亦有左右手脉诊图，其中对脉诊位置对应脏腑、常见脉象等均有文字予以说明。《喉科心法》中也记录有脉诊分配脏腑图及脉象图[④]。

　　（3）舌诊图：舌诊，是"望、闻、问、切"四诊中望诊的重要环节，以观察舌部色泽、形态等舌象为诊断依据的方法。医家认为，舌部通过经络循行，可以与人体五脏六腑连通。因此，通过观察舌象可以感知人体内部变化，具体到可以分辨疾病表里、寒热虚实及内伤外感等。部分医家为了更直观地辨识舌象的细微差别，在一些医著中应用图形进行说明。

　　1）《敖氏伤寒金镜录》：先由敖继翁（字君寿，宋元间福建福州人）所写，名为《金镜录》，其中载有 12 幅舌苔图；后经元代杜清碧补充完善，将图形增加到 36 幅（图4-29），

　　① 李丛.《察病指南》主要学术特色及贡献[J].江西中医药，2007，4：80
　　② 孙清伟.中医本草古籍图像研究[D]. 北京：中国中医科学院，2013：39
　　③ 孙清伟.中医本草古籍图像研究[D]. 北京：中国中医科学院，2013：39
　　④ 任旭.中医喉科古籍图像分类[C]. 中华医学会医史学分会第十三届二次学术年会论文集，2012，10：275

定名为《伤寒金镜录》；明代薛己的《薛氏医案》予以收录，让该书得以广泛流传。书中将临床常见舌象绘成图谱，每幅图都配有文字说明，主要介绍的病证为伤寒，此外还有其他一些内科病证候。全书共一卷，收录了白苔舌、将瘟舌、中焙舌、生斑舌、红星舌、黑尖舌、黑圈舌、人裂舌、虫碎舌、里黑舌、厥阴舌、死现舌、黄苔舌等 36 种舌象图；其中有 24 幅图介绍的是舌苔，4 幅图介绍的是舌质，还有 8 幅图则舌苔与舌质都有介绍。图中介绍的舌色有本色、淡红、红、纯红、青等；舌面变化有红点、红星、裂纹等；苔色有白、黄、黑、灰四种；苔质则有干、滑、涩、刺、偏、全、隔瓣等描述。总体而言，对主要病理舌象概述已经相当全面，基本概括舌诊日常所需。

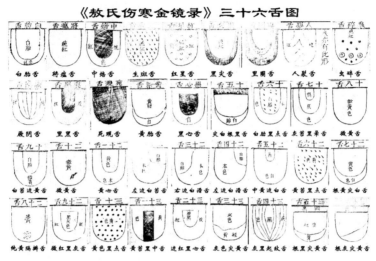

图 4-29　敖氏三十六舌图

2）其他舌诊图：据考证，清康熙年间（1667 年）出版的《尤氏喉科大法》中也记录了 36 种舌象图，其中 17 种图像既有图名，也有文字描述和治疗方法；还有 15 种则没有图名，仅有文字描述和治疗方法[①]。

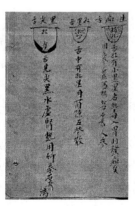

图 4-30　《破气药论》中手绘舌象图

清代医家杨龙九的医著《喉科七种·咽喉秘本》中记录了喉风病 36 种舌象彩图，文字基本内容与《尤氏喉科》相同，其中白舌、将瘟、中焙、生斑、黑尖、红星、里圈、人裂、虫碎、里黑、死现、厥阴、黄苔、黑心、一点红风 15 张图有名称，其他图形只有文字说明[①]。

此后的《神仙舌科方》中也记录了 36 种舌象图，从图名和形态来看，主要应当是参考了《喉科七种》中的内容，但其图形内容有所增加[①]。

另外就是在抄本《破气药论》中曾出现过手绘白胎舌、将瘟舌、中焙舌、生瘢舌、孔星舌、黑尖舌、重圈舌、人裂舌、虫碎舌等 36 种舌象图（图 4-30）[②]，并附有对应文字说明。

---

① 任旭. 中医喉科古籍图像分类[C]. 中华医学会医史学分会第十三届二次学术年会论文集，2012，10：274-275

② 孙清伟. 中医本草古籍图像研究[D]. 北京：中国中医科学院，2013：40

（4）手诊图：手诊也属于四诊中望诊的一种，望法主要包括望手的色泽、脉络、手形、动态、指甲等；尤其是在婴幼儿病患的诊断中是最为适宜的手段。儿科也被称为哑科，即婴幼儿情绪较难控制，脉象基本无法用于诊断判断；且婴幼儿语言表达能力有限，问诊可行性不高。正如宋代名医钱乙曾说过的："脉难以消息求，证不可言语取，襁褓之婴，孩提之童，尤甚焉。"

古代诸多医家都曾对此有过深入研究，如唐代王超从《灵枢·经脉》诊鱼际络脉发展出幼儿食指指纹诊断，最早提出了小儿食指脉络诊法。他创立了风、气、命三关理论，以及"八段锦"指纹形态说。三关理论主要是通过观察 3 岁以下幼儿食指内侧的脉络变化来诊病；从掌到甲三节手指依次是风关、气关、命关，指纹脉络出现在不同关位即代表病证的轻重，另外颜色也是重要参考指标。宋代许叔微的《普济本事方》是现存最早对食指络脉诊法有记载的文献。清代陈复正在《幼幼集成》中也概括提出：以浮沉分表里，红紫辨寒热，淡滞定虚实，三关测轻重。但因小儿指纹及颜色会因患儿病情及身体状况而发展变化，因此以指纹作为诊断参考要面对的情形也是千差万别，单纯从文字描述上要掌握指纹诊法是极其困难的，而且准确性也难以把握。古代医家尝试以各种方式来增进对此概念的理解，譬如配图。

唐代王超的医著《仙人水镜图诀》（也称《仙人冰鉴图诀》）中记载了小儿指纹诊法的详细内容，这点毋庸置疑；另外，从该书标题《仙人水镜图诀》上可以初步推断，书中对指纹诊法的内容应当配有相关插图予以说明；但该书已亡佚，目前无从考证。

宋代刘昉的《幼幼新书》是儿科集大成者，该书刊印于绍兴二十年（1150 年）。全书共 40 卷，计 667 门，约 160 余万字，为现存宋以前内容最为丰富的儿科医著。书中汇集了大量古代医学文献，引用达 141 种；其中至今仍在刊行的有 19 种，如《黄帝内经》《诸病源候论》等；失传文献 33 种，如《汉东王先生小儿形证方》《产乳集验方》等；民间流传的 54 种，如《庄氏腧穴》《庄氏家传》等；无从考证的文献 35 种，如《秘要指迷》《脉形论》等[1]。其中，对于小儿诊断一节，《幼幼新书》卷第二，三关锦纹第十二引用《仙人水鉴》小儿脉经要诀语句："夫小儿托质胎，胎成形，血气诞生之后，三岁之间，十旬之内，荣卫未调，筋骨轻软，肠胃微细，凡于动静，易获惊伤，致于夭亡，得不伤哉。余著书之暇，留心医术，措意诸方，编成小儿疾候之源，成一家径捷之说。"随后，又引用《脉形论》"夫小儿手之第二指，指有三节，脉之形出其上也。近虎口之位，号曰风关，其次曰气关，在其指端曰命关。凡有疾，当视其三关上之脉形，察其病焉，可以三关断之。指，左手指也"。可见，刘昉是赞同 3 岁以内的幼儿可以观察指纹来替代切脉的诊断方法。同时，为更好地配合说明，《幼幼新书》还画有"脉形图"（图 4-31），记述有虎口三关指纹察验法[2]。

除三关诊法外，内外八片锦也是重要参考依据。八片锦诊法，即是通过分析虎口三关部位的纹形及纹色来进行综合诊断的一种方法，因常见的纹形有八种，故也称八段锦。《幼幼新书》引用了《杨大邺方》《庄氏家传》中记载的内、外八片锦的内容（图 4-32）[3]。

---

① 刘书奎.《幼幼新书》引用医学文献考[J]. 中华医史杂志，1998，7：177-179
② 王治华. 宋代儿科文献学术成就研究[D]. 北京：中国中医研究院，2005：27
③ 王治华. 宋代儿科文献学术成就研究[D]. 北京：中国中医研究院，2005：26

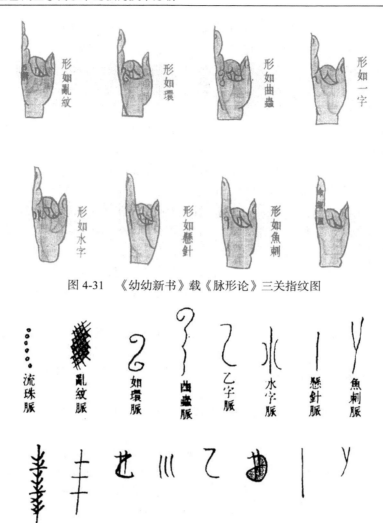

图 4-31　《幼幼新书》载《脉形论》三关指纹图

图 4-32　《幼幼新书》载内、外八片锦

元代曾世荣所著的《活幼口议》也是一部重要的儿科医著，刊于 1294 年，全书共有 20 卷。书中有针对"三关指纹要诀"的专门论述，并将小儿指纹形态发展到 13 种，如"流珠形""环珠形""长珠形""枪形""来蛇形""去蛇形""弓反里形""针形""弓反外形""鱼骨形""水字形""透关射指面""透关射甲"（图 4-33）；而且给每一种纹形都配有图形说明，极大地丰富了小儿指纹诊病的内容。其后的《永类钤方》《全幼心鉴》《保婴撮要》《片玉心书》及《幼科证治准绳》等书均有参考曾世荣的 13 种指纹形态的相关内容[1]。

明代曹无极所辑校的《万育仙书》刊行于 17 世纪初，该书是一部著名的养生论著。全书分上下两卷，上卷主题为育儿，下卷主题为养生。该书进一步将小儿指纹形态发展为 17 种，包括"流珠形""环珠形""枪形""长珠形""来蛇形""去蛇形""针形""弓反里形""弓反外形""鱼刺形""鱼骨形""水字形""如环形""曲虫形""乙字形""透关射指""透关射甲"等，而且都附有纹形图（图 4-34）[2]。

① 张孝龙. 小儿指纹采集与图像处理研究[D]. 济南：山东中医药大学，2013：5-6
② 张孝龙. 小儿指纹采集与图像处理研究[D]. 济南：山东中医药大学，2013：7

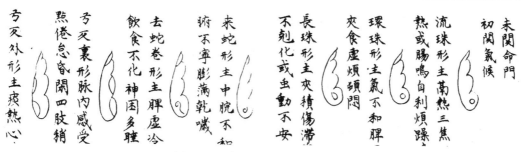

图 4-33　《活幼口议》载脉形图

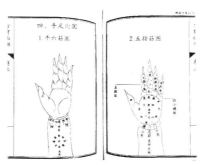

图 4-34　《增演万育仙书》插页（中国中医药出版社，1993.10）

清代吴谦等所编《医宗金鉴》，全书分 15 篇，共 90 卷，汇集了大量医学诊疗知识。其中《医宗金鉴·幼科杂病心法要诀》在总结前人指纹形态理论的基础上，进一步将小儿指纹的形态发展到 20 种，包括"长珠形""流珠形""枪形""去蛇形""来蛇形""弓反里形""弓反外形""针形""纹斜向左形""纹斜向右形""透关射指形""透关射甲形""环形""乙字形""二曲如钩形""三曲如虫形""水字形""曲虫形""鱼骨形""乱虫形"，并各附有脉纹图（图 4-35），还用歌诀概括了小儿指纹的诊断方法，促进了小儿指纹诊法的发展[①]。

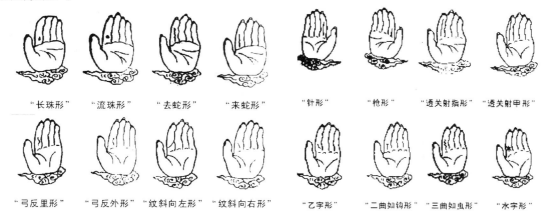

---

① 张孝龙. 小儿指纹采集与图像处理研究[D]. 济南：山东中医药大学，2013：7-8

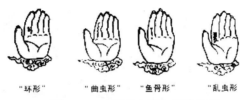

"坏形"　　"曲虫形"　　"鱼骨形"　　"乱虫形"

图 4-35　《医宗金鉴》载脉纹图

除以上医著外，在明代名医杨继洲的《针灸大成》中，关于小儿推拿部分也附有阴阳两掌图[①]。

小儿望诊中，手诊之外，面容形色也是一种重要诊法。《幼幼新书》卷第三察形色治病第九记载："肝脏受惊候：起发际，其色浅白，若至丞相，即变惊风，浑身发热，夜间多啼，宜下惊风药……肝脏受积候：起食仓，其色微黄，下侵衬眉即是受积……肝脏受冷候：面青淡白，眼中泪出，齿龈淡白，口中清水，大便酸气，日中多睡，夜间煎迫者是也。肝脏受热候：起正眉薄薄赤气，即冲丞相。心裹于肝，两眼亦赤，多有眼脂，小者吐奶，大者吐食。有痰生风，早晚发热，多啼少睡。"对幼儿五脏病证对应的外表形态都进行了细致描述，《幼幼新书》中也附有"辨五脏受惊积冷热形证图"（图 4-36）[②]。

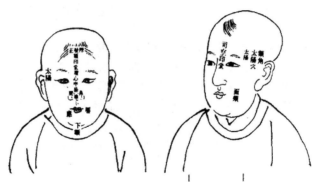

图 4-36　《幼幼新书》附"辨五脏受惊积冷热形证图"

《幼幼新书》卷第三察形色治病第九中还引用了《秘要指迷》形证图："心肺系乎两脸，脾则见乎唇之四际，肝则见乎眼之四傍，肾则见乎两鬓之际。始见于本部，又形于他位，前所谓不可一端而取也"[③]（图 4-37）。

明中叶后，《幼幼新书》出现多种版本，并传至日本，涩江全善的《经籍访古志》和丹波元胤的《医籍考》中均有相关内容。

对小儿望诊的记载，《编集诸家婴儿病证幼幼方论》中有过相关论述。该书是南宋宝祐甲寅年（即公元 1254 年）由医家郑惠卿所著。至今国内已难寻真迹。现只有日本独立行政法人国立公文书馆内阁文库藏有孤本，它的来源系畑柳平家藏旧抄本。书中记录有关于幼儿五脏受病的文字描述，同时还配有插图（图 4-38）。

① 赵睿霆. 手诊法在中医诊断学中的理论基础及临床应用研究[D]. 成都：成都中医药大学，2012：10
② 王治华. 宋代儿科文献学术成就研究[D]. 北京：中国中医研究院，2005：30
③ 王治华. 宋代儿科文献学术成就研究[D]. 北京：中国中医研究院，2005：31-33

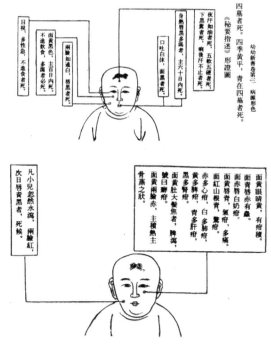

图 4-37 《幼幼新书》附《秘要指迷》形证图

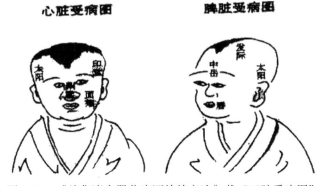

图 4-38 《编集诸家婴儿病证幼幼方论》载"五脏受病图"

（5）眼科图:《审视瑶函》，又称《眼科大全》，明代傅允科撰，成书于崇祯十七年（1644年）。该书是古代眼科学重要著作。书中从眼科诊断、治疗、手术到器械都有介绍，并配以部分插图，目前可查版本基本为墨线图；印制形式有木刻和石印版本。

康熙年间木刻版本的《审视瑶函》中共有七类 23 幅图，包括五轮八廓图（图 4-39）、五脏所司兼五行所属图、五运六气图、治疗器械图、手术技术图、符咒图和眼针针灸要穴图等[1]。

清末，随着西医技术的传入，《审视瑶函》中也补充了不少新内容，其中图形有四类：解剖生理图、眼睛成像示意图、眼科治疗器械图及器械施用图、眼科手术图。解剖生理图包括目图、眼正面图、瞳子里面图、眼球纵断之想象图等；眼睛成像示意图包括了暗箱原理图、眼球网膜上物像映照图等[2]。

---

① 任旭. 眼科古籍《审视瑶函》图像探析[J]. 中国中医眼科杂志，2011，10：300

② 任旭. 眼科古籍《审视瑶函》图像探析[J]. 中国中医眼科杂志，2011，10：301

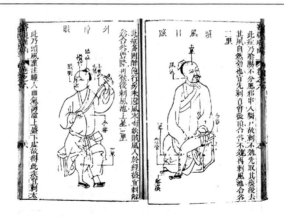

图 4-39 《审视瑶函》中的插页

《银海精微》，眼科著作，年代与作者不详，后世托称为唐代孙思邈所作。书中汇集了明以前的眼科知识，从眼科的基础知识到各种常见眼病，还附有多种眼病图（图 4-40）；书中对眼科疾病的治疗方法有详细介绍，除内服方药外，还有多种手术外治方法；此外，书中还记录了常用药方歌诀及眼科常用药的药性论等内容，内容极为实用。

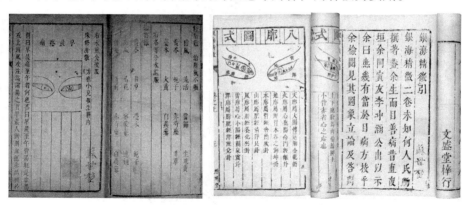

图 4-40 《银海精微》中的眼病图

（6）痘诊图：痘疮，也称天花，是一种烈性传染病，明清年间曾在全国范围内传播。因此，明清医家对此多有研究。痘疹专著也极为丰富，如《痘治理辨》《活幼心法》《痘科金镜赋集解》《痘疹定论》《种痘新书》等。其中一些专著中也采用图文并排的方式来介绍病证及治疗方法。

《痘治理辨》（1531 年），明代痘疹专著，全书共 3 卷，由明代名医汪机撰写。书中对各家治痘理论都进行了细致介绍，尤其是魏直《博爱心鉴》的理论与治法。书后还附有痘图及痘方各 2 卷，绘制的痘图有始出图、圆混图、浆行图、结痂图、倒靥图、阳毒图、疔毒图等。

《痘疹定论》（1713 年），清代痘疹专著，由朱纯嘏撰写，全书有 4 卷，卷 1～3 论痘疮。作者参考明代聂尚恒《活幼心法》的治疗原则，结合临床实践对痘疹的病理、诊断、症状及治法都作了较详细的叙述，并介绍了用人痘接种预防的历史和方法。其中对痘症的各种表现，采用图形的方式进行注释（图 4-41）。

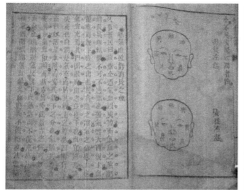
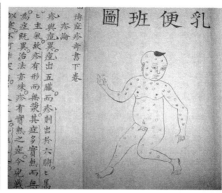

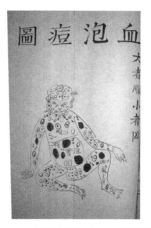

图 4-41　《痘疹定论》中的痘症图

　　《种痘新书》（1741 年），清代痘疹专著，由张琰撰写，共有 12 卷。书中论述了痘疹的发病规律和诊治方法，此外还介绍了种鼻痘之法（图 4-42）。现有初刻本等 20 余种清刻本。

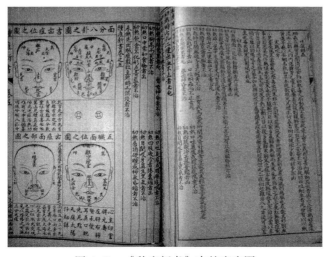

图 4-42　《种痘新书》中的痘症图

（7）伤科手法复位图：手法复位是中医伤科中的一种治疗手段，主要针对关节错位等症状；是中医治疗的常用治疗手段之一，因此在很多伤科文献中均有涉及。但配以图形等形式用以辅助学习的，在清末以前的文献中仅发现一部医著中有相关内容，即《伤科汇纂》。《伤科汇纂》，是在清嘉庆二十年乙亥（1815 年），由清代伤科名家胡廷光撰写的一部综合性伤科专著，其中绘制了 16 幅手法复位图（图 4-43）。这些图形均为墨线图，每幅图都有图名，有的版本中还注有文字歌诀予以辅助说明。这些图形包括下颌关节脱位、颈椎脱位、胸椎脱位、腰椎脱位、肩关节脱位、肘关节脱位、腕关节脱位、髋关节脱位、髌骨脱位、踝关节脱位 10 种脱位病证的 16 种复位手法，内容已是比较系统完整。

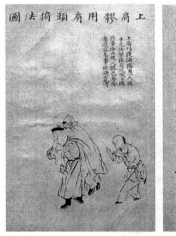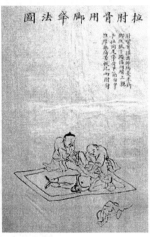

图 4-43　《伤科汇纂》中的手法复位图

（8）灸法图：与针法相比，灸法相对操作简易，对专业知识与技能要求更低，因而更容易推广。而在灸法中，一些常见疾患的治疗手法更是得以大量传播，如治疗劳疾的"四花穴灸"、治疗外科痈疽的"骑竹马灸"。

四花穴为膈俞与胆俞两穴的合称，均属背俞穴。四花穴灸法最早出现在唐代崔知悌的《崔氏纂要方》中，但该书已亡佚。宋代重编的《崔知悌灸劳法》成为流传最广的版本。对于四花如何取穴光凭文字难以理解，因而宋代以后版本都可以看见取穴图例（表 4-2、图 4-44）。

表 4-2　引用崔氏四花穴灸法的医书[①]

书名	年代	版本	载图数（幅）
《外台秘要方》	唐 752 年	宋刊本	无
《苏沈良方》	宋 1075 年	明嘉靖刻本	11
《圣济总录》	宋 1117 年	日本活字本	11
《幼幼新书》	宋 1150 年	日本抄本	11
《严氏济生方》	宋 1253 年	日本享保 19 年	11
《万安方》	1315 年	日本延享 2 年	11
《孙子中家传崔氏四花穴法》	元代	《十药神书》本	12

① 黄龙祥. 中国针灸史图鉴[M]. 青岛：青岛出版社，2003：475

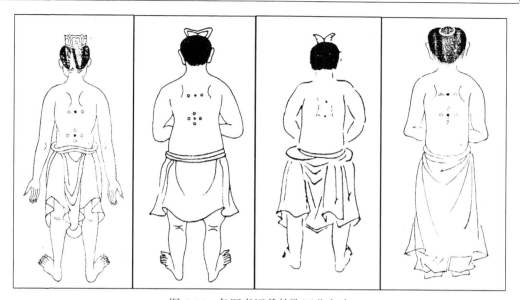

图 4-44　各医书记载的取四花穴法

从左至右:《圣济总录》《严氏济生方》《万安方》《孙子中家传崔氏四花穴法》等

骑竹马灸法最早记载于《卫济宝书》（1170 年）中；后在宋《备急灸法》《外科精要》、元《澹寮集验秘方》《痈疽神妙灸经》、明《针灸大全》《针灸全书》中均有图文记载（图 4-45）。

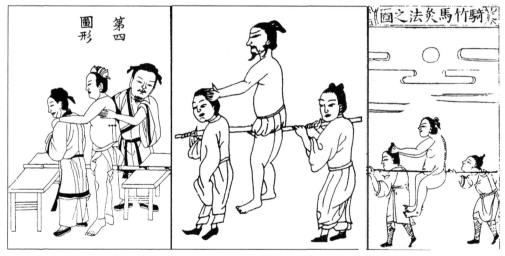

图 4-45　各医书记载的骑竹马法

从左至右:《备急灸法》《外科精要》《针灸大全》等

膏肓穴是人体背部重要穴位，对于身体保健有重要作用。宋代庄绰在综合各家膏肓穴灸法的基础上，录成专著《灸膏肓腧穴法》，书中对各种取穴法都有详细介绍（图 4-46）。

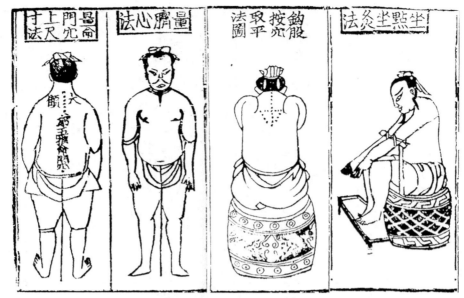

图 4-46　《针灸四书》中记载的各家灸膏肓穴法图

4.1.4　医具学习

在古代医学临床治疗中曾经出现过很多辅助器械，譬如针灸治疗中的银针、外科手术用的针刀等。对此，古代留存的诸多医学专著中都不难发现医用器械的踪影。在古代医著中，各种医用器械的图形也是比较丰富的，尤其是针灸治疗中。

（1）针疗器械：针疗，中医最主要的外科手段之一。对于针疗工具，古来确定的标准为九针，即镵针、员针、鍉针、锋针、铍针、员利针、毫针、长针和大针。《灵枢》中的"九针十二原""官针""九针论"等篇论述了九针的形状、操作与应用，如"一者，天也。天者，阳也。五藏之应天者肺，肺者，五藏六府之盖也，皮者，肺之合也，人之阳也。故为之治针，必以大其头而锐其末，令无得深入而阳气出"（《灵枢·九针论第七十八》）；但其中只有对古代九针的文字描述，并没有绘制图谱；出土的文物中也没有发现成套的九针。而就是仅凭借《黄帝内经》中对九针的描述，古代医家先后绘制了多种九针图。借此，可以看到不同朝代针形的变化。以火针（也称燔针、大针）为例，元代火针的形态相对简朴，针柄与针身融为一体，整体比较纤细；明代火针制作则极为精美，针柄精细，针身粗大，整体感觉如同一支顶端微圆的三棱钻头；清代火针形态与现代火针差别不大，据此推测，现代火针应当主要参考了清代火针的形制与规格①。

此外，元代杜思敬的《针经摘英集》、明代高武的《针灸节要》、徐春甫的《古今医统》、杨继洲的《针灸大成》、吴谦的《医宗金鉴》、马莳的《灵枢注证发微》等著作中均有九针图的详细资料（图 4-47～图 4-50）。

（2）灸疗器械：灸疗，是比针疗更为普及的一种治疗方法，有艾卷灸、隔物灸、药锭灸、药捻灸及器械灸等施诊手法，其中较为安全、实用的是器械灸。而器械灸中，灸盏属

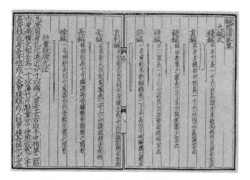

图 4-47　《针经摘英集》九针图

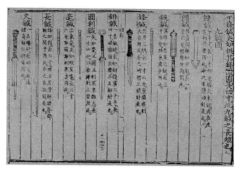

图 4-48　杨继洲《针灸大成》九针图

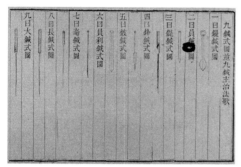

图 4-49　吴谦《医宗金鉴》九针图

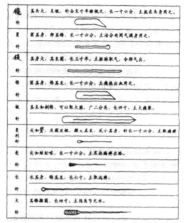

图 4-50　九针图（参考《类经图翼》）

于较为先进的灸疗工具；灸盏法是从咸丰年间，叶圭的"面碗"灸法发展而来的。它是一种融合了隔姜灸、灸器灸及药灸等多种灸法于一体的综合灸法。为便于推广这种工具，清代雷少逸在《灸法秘传》中专门介绍了两种灸盏，一种是仰式，一种是俯式，并附有图形说明（图 4-51）。

（3）外科器械：从人类文明开始出现，因战争或意外伤害等因素，外科病成为发生率极高的常见病。周朝开始，外科成为独立的专科。汉代华佗就已经能进行复杂的外科手术。伴随着外科医学的发展，外科手术器械也经历了从原始到现代，从粗糙到精致的演变。最早的手术器械可以远溯至原始人用来切除脓肿的燧石刀、竹针、骨针、骨刀等；此后，从出土文物证实，唐宋已有镊子、剪刀等常用外科手术器械；而 1974 年江苏省江阴县长泾公社出土的铁质柳叶刀、平刃刀、镊子、剪子、

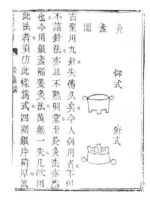

图 4-51　《灸法秘传》
中的灸盏图

牛角柄铁质圆针等器械[①]，更进一步佐了证明代外科手术器械的普及程度。

明代傅仁宇的《审视瑶函》是对眼科手术器械记载较为全面的医著。根据对清康熙丁

---

① 江阴县文化馆. 江阴县出土的明代医疗器具[J]. 文物，1977（2），40

未年（1667 年）尊古堂刻本、清扫叶山房刻本、宣统元年（1909 年）上海会文堂石印本等版本的分析，发现其中木刻本有 2 幅图中绘有 6 种手术器械，包括常用的眼科针刀图形；而在石印本中则新增眼科手术器械如针、镊、药箴、刀、铗、环、烙铁、钩、剪刀等达 30 多种；还有搭头枕、遮风镜、滴水器、熏眼器等其他眼科医疗器械 12 件（图 4-52）[①]。

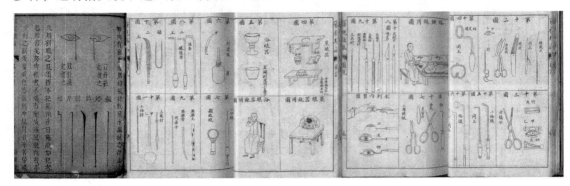

图 4-52　眼科手术及器械图

增订审视瑶函眼科大全 6 卷元亨利贞 4 册合订 民国上海锦章书局线装石印

　　清代吴谦《医宗金鉴》中专门记载的骨伤部分"正骨心法要旨"是在《疡医准绳·损伤门》的基础上所作，其中有介绍骨折复位的治疗图，如攀索叠砖图；也介绍了常用的伤科外固定器材图，如通木图、腰柱图、竹帘图、抱膝图等（图 4-53）；并对各种骨折脱位的 40 个部位进行了介绍；此外，书中还专门介绍了治疗痘症的挑痘针[②]。

　　清乾隆四年（1739 年）沈昌惠撰写的《沈元善先生伤科》中介绍了常用伤科手术器械 13 种，如大小弓刀、大小开刀、大小银针等。而清代高文晋《外科图说》（1834 年）中有刀、剪、钳、针等外科器械图式 33 件的记录。

　　此外，在一些少数民族医药领域也有相关的器械等的记录，如蒙医、藏医，并有图形资料保存，保存较为完整的如藏医医疗器械图（图 4-54），被制成曼唐，即医学挂图。

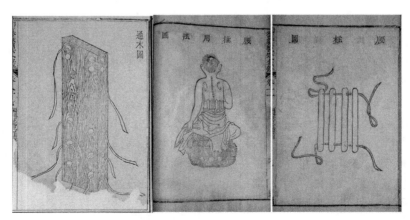

① 任旭. 眼科古籍《审视瑶函》图像探析[J]. 中国中医眼科杂志，2011，（10）：300-301
② 夏铂. 中医骨伤科技术发展史论[D]. 哈尔滨：黑龙江中医药大学，2010：30

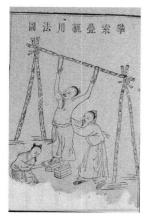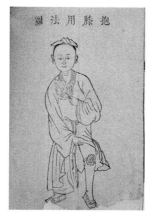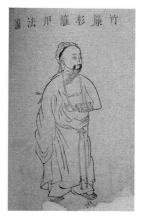

图 4-53　《正骨心法要旨》中的固定器材图

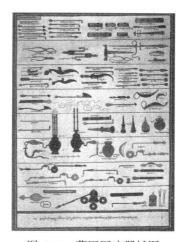

图 4-54　藏医医疗器械图

4.1.5　养生保健知识

当人们的生活逐渐走向富足之后，对身体的要求也从保持健康转向养生保健；对卫生的重视也从个人卫生转向社会公众卫生。如果说内景图、外景图、明堂图、诊疗图、本草图等都是为帮助医学专门人才的专业教育辅助工具，那养生保健领域的导引图、嫁妆画、医事画则是面向非医务人员的公众教育辅助工具。

（1）按摩图：按摩也称推拿，古称按跷或案扤，与导引等门类共同构成古代养生保健的组成内容。据《汉书·艺文志》中记载分析，《黄帝岐伯按摩》10 卷应当是古代最早的按摩专著。而到隋朝，在医学教育体系中已正式开设了按摩科。为能更准确地理解按摩知识，医家绘制的按摩图开始出现在很多医著中。

《针灸大成》中为了帮助修习者正确掌握按摩要领，将身体要穴、男女手掌正反面、手肘、脚部等都绘制成图（图 4-55）。

清代熊应雄编写的《小儿推拿广意》，刊于 1676 年，也称为《幼科推拿广意》或《推拿广意》，书中介绍了儿科常见疾病的诊断方法，其中配有推拿手法插图 20 余幅。清代张振鋆的《厘正按摩要术》（1888 年）中则记录了全面图、全目图和耳背图。佚名氏抄本《小儿推拿法》中则详细记载了儿童按摩要点和腧穴图[①]。

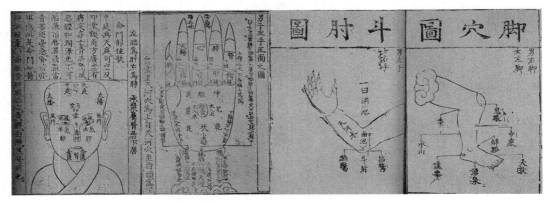

图 4-55 《针灸大成》中记载的面手肘脚等部位按摩要穴图

（2）导引图：导引术是保健锻炼的一种方式，为能将复杂多变的动作套路正确推广，以图形示意、辅以文字说明的方式也被大量应用，最为典型的如湖南长沙马王堆汉墓出土的导引图、陈希夷导引坐功图等（图 4-56～图 4-59）。其他具体关于导引术的来源及形成将在后面章节叙述，此处不做详细介绍。

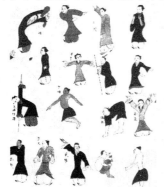

图 4-56 马王堆《导引图》（复原图局部）

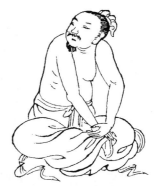

图 4-57 《陈希夷导引坐功图》

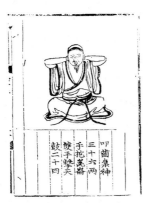

图 4-58 《臞仙导引图》

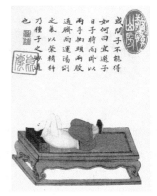

图 4-59 敬慎山房《彩绘导引图》

沈寿的《导引养生图说》中将我国古代经典的导引图谱及著述进行了简要归纳，见表 4-3[①]：

表 4-3 《导引养生图说》引用导引图谱

名称与内容要点	年代	出处
《行气玉佩铭》，行气法	战国前期	《考古》1972.3
《黄帝杂子步引十二卷》	秦汉或秦以前	《汉书·艺文志》
《黄帝岐伯按摩十卷》	秦汉或秦以前	《汉书·艺文志》
西汉帛画《导引图》及帛书《却谷食气篇》	秦汉之际	《文物》1975.5
《养生延命录·导引按摩》有诀十余种，其中包括《五禽戏诀》	梁以前	《云笈七鉴》卷 32
《导引养生图》一卷	梁	《郡斋读书志》
《行气图》一卷、《导引图》三卷	隋或隋以前	《隋书·经籍》
《龙树菩萨养性方》一卷	隋或隋以前	《隋书·经籍》
《养生方导引法》《巢氏宣导法》	隋以前	《诸病源候论》
《老子按摩法》49 势与《天竺国按摩法》18 势	唐或唐以前	《备急千金要方·养性》
《摄养枕中方》	唐	《云笈七签》卷 33
《天隐子养生术》	唐	《道藏》
《胎息秘诀一卷》	唐	《文献通考》
《玄鉴导引法》《彭祖导引法》《太清导引养生经》《宁先生导引法》《王子乔导引法》《按摩法》《食气法》《食气绝谷法》《胎息法》《化身坐忘法》《诸家气法》	北宋天禧以前	《云笈七签》卷 3～36、56～62
《肘后三成篇》一卷	唐或宋	《文献通考》
《灵剑子子午导引记》	晋	《道藏》
《陈希夷坐功 24 势》图像 24 幅	明以前	《遵生八笺》
《保生要录·小劳术》8 势	宋	《道藏》
《苏沈良方》苏轼养生法多种	宋	《苏沈良方》
《八段锦》一卷	宋	《文献通考》
《婆罗门导引十二法》	宋政和	《圣济总录》
《八段锦导引法》《八段锦坐功图》	明或明以前	《遵生八笺》
《十二段锦》	明或明以前	《寿世传真》
《十六段锦》	明或明以前	《修龄要旨》
《五禽书》《诸仙行功图》《华山十二睡功图》	明或明以前	《夷门广牍·赤凤髓》
《易筋经》及其十二势	明或明以前	《易筋经》
《万寿仙书·导引图》	明或明以前	《万寿仙书》

① 沈寿. 导引养生图说[M]. 杭州：杭州大学出版社，1992：16-20

续表

名称与内容要点	年代	出处
《养生导引法》	明或明以前	《寿养丛书》
《导引法图会》	明神宗	《三才图会》
《按摩补五脏法》《导引去五脏风邪积聚法》《导引治诸病法》《养生十六宜》	清	《理瀹骈文》

1984 年，湖北江陵张家山第 274 号汉墓出土大量文物，其中包括竹简 1236 枚，记载了导引、医学、法律、算学、军事理论等方面内容。关于导引内容的竹简有 113 枚，称为《引书》，为导引学专著，全书共 3235 字。竹简刻写时间估计为吕后二年（即公元前 186 年）。全书包括三部分：第一部分论述四季养生之道"春产、夏长、秋收、冬藏"，以及养生方法；第二部分记载了 110 种导引术式及用导引术治疗疾病的方法。其中导引术与马王堆汉墓帛画《导引图》风格相近，命名原则相同；第三部分讨论了致病因素、防治办法及养生理论等问题。[①]。

（3）性教育图：在中国古代，寓于礼节的原因，性卫生教育一直成为教育中的禁区，谈及该话题，皆讳莫如深。但在人们生活中，性卫生教育又以各种或明或暗的形式存在着。东汉建初四年（79 年）光武帝刘秀在白虎观召开诸儒经学会议，其中第一次以官方形式确定了性教育的地位，班固将其编撰入《白虎通》一书中。书中除明确规定在"辟雍"学宫学习的贵族子弟除学习礼仪、音乐、舞蹈、诵诗、写作、射箭、骑马、驾车等课程外，还要接受性教育。《白虎通》记载："父所以不自教子何？为渫渎也。又授之道当极说明阴阳夫妻变化之事，不可父子相教也。"也即是说，在崇尚三纲五常的时代，性教育这种隐秘之事若由父辈来传授将会亵渎家长的权威，因而只能在学宫中学习。后人为了解读这些学习内容在教学实践中带来的尴尬困窘，嫁妆画、压箱底、秘戏钱等原始教具应运而生。

嫁妆画又有春宫画、女儿春、女儿图、枕边书、秘戏图、避火图等名称。"嫁妆画"通常形式为一卷，为 8～12 张绘有不同性交方式的图画，多以工笔、彩绘为主，常见形式为木版印制（图 4-60）。通常是在女儿出嫁前，父母购买一两卷"嫁妆画"放在嫁妆之中，当成陪嫁物品，新婚之夜用作启蒙教材。

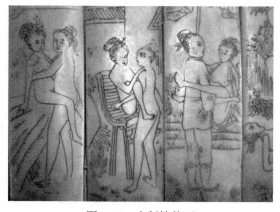

图 4-60　木版嫁妆画

① 引书[EB/OL]. http://zhongyi.sina.com/baike/view/20118/3082.shtml.[2013-10]

中国对春宫画的确凿记载可追溯到汉代，广川王海阳"画屋为男女裸交接，置酒请诸父姊妹饮，令仰视画"；张衡《同声歌》中也有记载"衣解巾粉御，列图陈枕张。素女为我师，仪态盈万方"；《七辩》中也有"假明兰灯，指图陈列"的词句，其中，指图陈列等意思就是指春宫画。

目前，发现最早的"嫁妆画"是在先秦的墓葬之中；而在出土的一些汉砖上也刻有"嫁妆画"；至唐代，春宫图比较常见；到明中后期，春宫画大量流行，其中较多的是五色套印的画册，这一时期出现了唐伯虎、仇英等名画师。荷兰学者高罗佩是汉文化学者，也是古代性文化研究集大成者，他的专著《秘戏图考》对中国古代性文献进行了概要梳理。

后来，除了木版图片之外，其他一些物品表现形式也相继出现，如枕头、鞋、瓷器、钱币、连环画、铜镜等。这些内容本书模型一节中将做详细介绍。

（4）医事图：指本是为各种不同目的而创作或设计的图画，但其中有部分反映了医学历史状况或对医学知识起到推广和普及作用；主要存在形式有壁画、绢画、纸质画和木版画等；而根据其创作目的又包括经变画、风俗画和广告画等。

在壁画中，医事图形尤其丰富，最为著名的是敦煌壁画，有学者将其称为"形象医学"，即以壁画形象的表达方式来反映古代人们在日常生活中的疾病治疗、卫生保健等现象或场景，其中有患病求医、洁齿刷牙、洒扫庭院、拦护水井、修造厕所和煮沸食物等画面。敦煌壁画中的医事画与医药文献一样是敦煌中医药学的重要构成内容，也是理论与形象结合的经典范例。如莫高窟 302 窟开凿于隋开皇四年（公元 584 年），窟顶人字披西坡下的《福田经变》中，绘有两幅治疗场景的画面：一幅是有个患者裸卧席上，面前站着一个医生，正在为他诊察病情，亲属站在两边握住患者的双手；另一幅画上也有一个裸体的坐姿患者，亲属在旁边扶着，患者面前有一位医生在调配药物，身后站着一位端着药具的少女，应当是准备服侍患者吃药，两幅画基本呈现了诊断、配药的治疗全过程。莫高窟 159 窟建造于盛唐时期，在石窟南壁的《弥勒经变》中有幅"剃度图"，图中绘有一个胖和尚蹲在地上，和尚上身赤裸，围着围巾，左手握着一个杯子，杯内放有柳枝，应当是充当牙刷之用，其右手两指向口中洒盐，和尚旁边还站立着一个人，手持毛巾，当是侍奉之人[1]；从中可以看出，在唐代，口腔卫生保健已是普及知识，人们已经知道盐的清洁功能，也有定期清洁口腔的习惯了。除此以外，在敦煌经变画中还有许多讲究个人卫生的画面，如剃头、洗澡等；还有反映讲究环境卫生的画面，如在水井上架设防杂物、垃圾的围栏，用扫帚打扫庭院、街道、马圈等；以及反映养生保健强身的画面，如练武功、气功等，其中很多内容今天已属于预防医学的范畴。

风俗画，指以社会生活习俗为题材的绘画，归属于人物画系列。通常这种描绘都是客观的，不带政治、宗教等偏向，无论是王侯贵胄，还是市井小民，都能真实反映其生活情形。最为著名的是北宋张择端的《清明上河图》，其中涉及医药内容的有多处，如在城区边缘的"赵太丞家"应当是医药合一的铺面，招牌有"赵太丞统理男妇儿科"的字样，说明这时百姓也有分科治疗的认识，这个招牌也是想表述自己全科医生的身份；此外，前方十字街头有"刘家上色沉檀楝香铺"；城区第一个十字街上还有"杨家应症""梅大夫 X 风"两块招牌，应当也是医铺；还有在靠近郊区的一个十字路口旁一位老人在地

---

① 丛春雨. 敦煌壁画"形象医学"的历史贡献[J]. 中医文献杂志，1998，（4）：4-5

上摆摊，似售卖药材（图 4-61）。

《浴婴图》，绢质团扇，由宋代佚名氏作，现藏于美国华盛顿的弗利尔美术馆。该作品展现了一幅人们日常生活中的常见的画面，画中对妇女、幼儿的神情描绘细腻，充满生活情趣（图 4-62）；展示了古代卫生保健习俗。

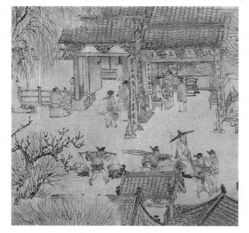

图 4-61　《清明上河图》局部

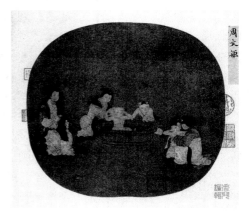

图 4-62　《浴婴图》

《村医图》，也称《灸艾图》（图 4-63），绢画，现藏于台北故宫博物院，相传为宋代李唐所作。画面中描绘了乡村郎中为老翁治病的情况，旁边有助手在准备药膏、患者前面有亲属帮忙按住手脚。医生、患者、亲属表情各异；画面人物、风景构图美观，层次分明；反映了当时民众生活的困苦，也说明宋代游医（或铃医）对人们日常生活的重要作用。

广告画，为介绍或推销某种商品、服务或理念的绘画。这种画作在古代就已经存在，如宋代最早的一幅"广告画"，杂剧《眼药酸》的演出海报（图 4-64）。《眼药酸》，绢画，现藏于北京故宫博物院。宋代济南城商业贸易丰富，但同时假货也在泛滥，杂剧《眼药酸广告》是有人特意编来讥讽卖假货的商人，画中有两位着戏装的人物，左边一人着高帽大袖宽袍，身批绘满眼睛的幌子，应当是一位游方眼科郎中，他手持一支眼药伸向对方；右边一人则留着胡须，市井打扮，指着自己的眼睛，意思是眼睛不舒服。无论是杂剧，还是海报，都是当时卫生知识推广的工具。

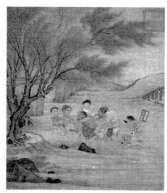

图 4-63　《灸艾图》

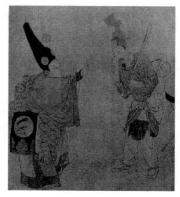

图 4-64　《眼药酸》

4.1.6　技术特征分析

图形，从符号学的角度来说，是用以传递某种信息的视觉符号，因为更接近自然本真，符号与真实对象具有更高的相似性，从而更直观、简明、易懂、易记；而从媒体技术角度来看，图形比文字承载信息量更大，信息编码方式更简单，传播形式更为灵活多变。

在对中医古籍梳理当中发现，对于各种媒体技术的应用，除文字外，图形是最为广泛的。当从知识传播的视角对古代医学中留存的图形进行分析后可以看出几个极其明显的特征，如图形在古代医学领域应用的覆盖面广、以图为媒的传播内容相当丰富、图形促进了医学知识传承的准确与规范，再则是医学图形适合推广普及。

（1）知识覆盖面广：参考今日成熟的中医学学科体系基本结构，依照对疾病的认识、治疗和预防的医疗行为过程来划分，可以将中医学学科体系分为基础医学学科、临床医学学科和养生康复医学学科三大类。

其中，基础医学学科中包括中医基础理论、中医诊断学、中药学、方剂学等内容；而临床医学则可细分为中医内科学、中医外科学、中医妇科学、中医儿科学、中医骨伤科学、中医五官科学、针灸推拿学等；此外，中医养生学、中医康复学、卫生保健等共同构成了中医养生康复学。所有这些医学领域中，几乎都有医学图形的存在。

在中医基础医学中，医学基础理论有极为著名的阴阳五行学说，而太极阴阳鱼与五行生克图是对该理论的形象化诠释。为增加对人体结构奥秘的理解，在依循器官功能的推断基础上，加上宋以后朴素的人体解剖知识，古代医家创作了大量内景图，即人体脏腑图，有早期的《烟萝子内景图》，到宋代的《欧希范五脏图》等。外景图种类丰富，有如人体经络图、身形图、骨度图等。中医诊病依据的是"四诊合参、辨证论治"，为提高诊病的准确率，各种诊法图也相继出现，如舌诊、脉诊图，藏医中甚至出现了尿诊图。中药学中药物图的应用历史悠久，唐代起就有图解本草的专著，而以图解药的形式要再往上追溯近千年。

与今日相比，古时的中医临床虽不是学科齐备，内外妇儿分科也尚不明确，但其中一些临床应用图形至今依然沿用（图 4-65），如针灸推拿学科中的明堂图，即人体腧穴图；外伤的手法复位图、儿科的指纹诊法、五官的眼科图，还有针灸及外伤所用针刀等手术器械图。

除了诊断、药物等供专业医生使用的图形，宣传卫生保健的医事图、进行性卫生知识普及的嫁妆图也在人们的日常生活中随处可见，这些也是构成古代中医学的必备要素。

（2）传播内容丰富：中医古籍中所绘制图形的数量极为庞大，从阐述医理的阴阳五行，到细致描述人体内外结构、各种病证状态及治疗器械与治疗过程均有图形为阐释手段。

以本草图形为例，中国中医科学院孙清伟的硕士论文中对本草古籍中图形图像的记载数量进行了不完全统计，《中国中医古籍总目》中收录本草古籍有 449 种，对查阅到的 279 种进行了统计，其中 55 种古籍中登载有图像，所有图像总计达 15 048 幅[①]。而仅登载图像

---

① 孙清伟. 中医本草古籍图像研究[D]. 北京：中国中医科学研究院，2013：82-102

达百幅以上的医著就有 27 种（表4-4）：

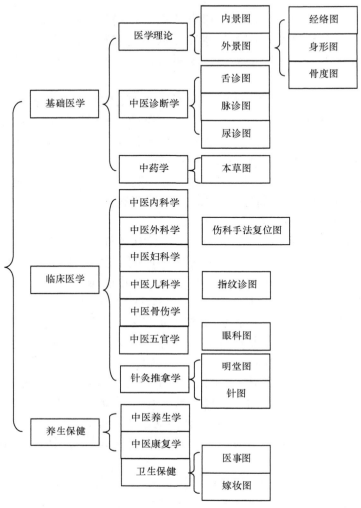

图 4-65　古代中医图像分类图

表 4-4　本草古籍图像统计

书名	著述时间	作者	版本	记录图像（幅）
《绍兴校定经史证类备急本草》	1159	宋，唐慎微	日本昭和八年癸酉（1933年）东京春阳堂据日本旧抄绍兴校定经史证类备急本草画影印本	796
《重修政和经史证类备用本草》	1249	宋，唐慎微	明成化四年戊子（1468年）山东原杰雷复等据平水许宅本重刻本	931
《图经节要补增本草歌括》	1295	元，胡仕可编；明，熊均增补	据明成化一年熊氏种德堂刻本复制本	113
《饮膳正要》	1331	元，忽思慧撰	1930年上海涵芬楼影印中华艺社借照日本岩崎氏静嘉堂文库藏明刊本四部丛刊续编子部	193
《救荒本草》	1406	明，朱橚	明万历二十一年癸巳（1593年）钱塘胡氏校刻本	112
《野菜谱》	1503	明，王磐	日本平安书肆长松堂刻本	120
《滇南本草图说》	1556	明，兰茂撰，范洪述；清，高宏业辑	清乾隆三十八年癸巳（1773年）昆明朱景阳抄本	221

续表

书名	著述时间	作者	版本	记录图像（幅）
《本草蒙筌》	1565	明，陈家谟撰	明崇祯一年戊辰（1628年）金陵刘孔敦万卷楼刻本	585
《本草纲目》	1578	明，李时珍撰	明万历二十一年癸巳（1593年）金陵胡承龙刻本	1110
《茹草编》	1582	明，周履靖撰，周绍濂校	明万历二十五年丁酉（1597年）金陵荆山书林刻本	101
《补遗雷公炮制便览》	1591	佚名	明万历十九年辛卯（1591年）彩绘稿本	1132
（新镌三集）《本草炮制药性赋》	1596	明，龚信增补	明万历书林洪宇李良臣刻本	712
（新刻）《太乙仙制本草药性大全》	1599	明，王文洁汇校	明万历陈孙安积善堂刻本	865
《本草原始》	1612	明，李中立纂辑	上海大成书局石印本	622
《野草博录》	1622	明，鲍山编	民国乙亥南京盋山精舍陶风楼影印本	435
《食物本草》	1627	元，李杲编，明，李时珍参订，姚可成辑补	1985年中国古籍出版社据明崇祯刻清修补本影印本	120
《本草图解》	1637	明，李中梓编	1928年上海中华新教育社铅印本	1122
《本草汇笺》	1660	清，顾元交撰	清康熙五年丙午（1666年）龙耕堂刻本	264
（新镌）《本草纲目类纂必读》	1666	清，何镇纂辑	清康熙毓麟堂刻本	432
《本草汇》	1666	清，郭佩兰纂辑	清康熙五年丙午吴门郭氏梅花屿刻本书业堂藏版	240
（秘传）《花镜》	1688	清，陈扶摇	清同治八年己巳（1869年）万卷楼刻本	148
《食物本草会纂》	1691	清，沈李龙编	清康熙三十年辛未（1691年）序刻本	314
《增订本草备要》	1694	清，汪昂	清康熙三十三年甲戌（1694年）序刻本杏园藏版	463
《古今图书集成草木典》	1723	清，蒋廷锡等编	清雍正元年甲申（1884年）上海图书集成印书局铅印本	944
《养生食鉴》	1732	清，何克谏撰	清雍正二十年甲午（1894年）石印本	232
《本草求真》	1769	清，黄宫绣撰	清乾隆三十七年壬辰（1772年）广雅堂刻本	478
《植物名实图考》	1848	清，吴其濬撰	清道光二十八年戊申（1848年）蒙自陆应谷刻本，光绪六年修补印本山西濬文书局藏版	1737

以眼科图像为例，在《中国中医古籍总目》中收载的眼科类中医古籍106种，另有作为附录的眼科著作53种，眼科类中医古籍和附录部分，合计为159种。有学者调研查阅中医眼科类中医古籍有94部，其中84部为1911年以前的古籍，约占《中国中医古籍总目》收载1911年以前中医眼科古籍106种的80%。其中有71部古籍有图像，共有1483幅眼科图。其中墨线图1151幅，占总图像的77.61%；朱墨线图89幅，占总图像的6%；手绘彩图166幅，占总图像的11.19%；彩色套印图77幅，占总图像的5.19%。图像涉及内容十分丰富，对中医眼科技术传承有重要作用[①]。其中仅明代傅仁宇的《审视瑶函》中就记载有眼科针灸要穴图13幅，针对13种常见眼科疾病进行针灸治疗的对应穴位，如正头风及脑痛、口眼歪斜等；眼科手术器械和治疗器械图达40多种，有烙铁施用图等、洗眼器施用图等[②]。

（3）信息传承准确规范：在促进医学知识传承的过程中，图形也一直在演变发展，从朴素向精确发展，由写意向写实变化。以人体内景图为例，五代之前，《华佗内照图》与《烟

① 任旭. 中医眼科古籍图像初探[J]. 中医文献杂志，2011，5：19-20
② 任旭. 眼科古籍《审视瑶函》图像探析[J]. 中国中医眼科杂志，2011，10：301

萝子内境图》这些带推测成分的脏腑图还是人们对自身认识的主要参照，这时候的图形绘制依据还是脏腑学说或者道家内景学说等理论，图形也多绘制内脏功能作用的大致区域。到宋以后，《欧希范五脏图》《杨介存真图》等的出现让人体脏腑知识逐步完善，而这些以真实人体解剖为基础的图形成为脏腑知识传承的保障。

无论如何发展，作为信息载体的图形媒体经历千百年的演变，主要内容依然不变，各种医学图形中，除部分因避讳而更改的腧穴名称外，大多数知识基本做到了精确传承。

以十二经脉中"足阳明胃经"为例。足阳明胃经有两条主线、四条分支，是人体经络中分支最多的一条，循行路线为：从鼻翼迎香穴起，沿鼻上行，交于鼻根，入目与足太阳经相交，绕口唇达耳颊中部；颈部沿大迎穴向下，过喉咙、膈肌，到脾胃；胸腹部从锁骨上窝下行，入气街；腹内从胃口向下，至腹、髋、膝、胫到足背次趾末端；小腿分支从膝下三寸下行到中趾末端；足部分支从足背进大趾缝，出大趾末端，接足太阴脾经（图4-66）。

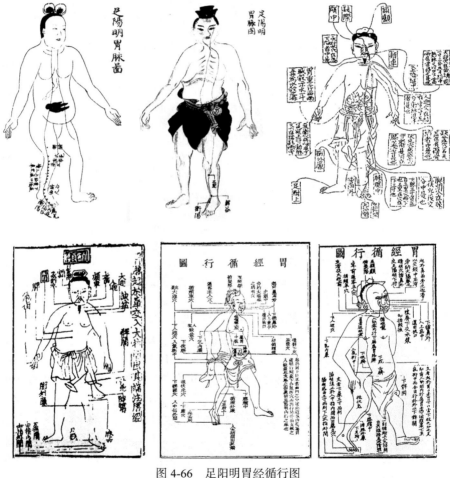

图4-66　足阳明胃经循行图

按从左至右的顺序，分别出自《产经》《环中图》《活人书》《子午流注针经》《医宗金鉴》《经脉图考》[1]

对足阳明经脉有记录的医著不胜枚举，仅从有图形记载的医著来看，从六朝时期的《产

---

[1] 黄龙祥. 中国针灸史图鉴[M]. 青岛：青岛出版社，2003：374-400

经》，到宋金时期的《环中图》《活人书》《子午流注针经》，再到清代的《医宗金鉴》《经脉图考》，都对足阳明胃经循行有过形象说明（图 4-67）。对以上六部医著中涉及足阳明胃经的图像进行简要概括，见表 4-5。

表 4-5　足阳明胃经图形比较

医著	人物形态	经脉路线	腧穴标注	部位注释
《产经》	右向手臂伸展站姿，女性	颈部以下，单线标注	髀关以下 16 个腧穴	无
《环中图》	左向手臂伸展站姿，男性	眼部到脚趾，单线标注	三里、解谷、冲阳三穴	无
《活人书》	左向手臂伸展站姿，男性	眼部到脚趾，中空线标注	标有人迎、大迎、缺盆、髀关等穴	发际、额颅、颊车、胃等
《子午流注针经》	左向手臂伸展站姿，男性	无标注	标有人迎、大迎、缺盆、髀关等 10 余穴	胃、脾、中指外关、中指内关等
《医宗金鉴》	右侧身摆臂走姿，男性	额顶到脚趾，单线标注	标有人迎、大迎、缺盆、髀关、伏兔等 20 余穴	"起于鼻两旁"等经脉路线走向
《经脉图考》	右侧身摆臂走姿，男性	额顶到脚趾，单线标注	标有人迎、大迎、缺盆、髀关、伏兔等 20 余穴	"起于鼻两旁之迎香"等经脉路线走向

第一从人物形态来看，虽然《环中图》中人物是男性，方向相反，除此外，站姿与手臂伸展基本与《产经》中描绘一致；而《环中图》《活人书》《子午流注针经》中人物姿态极其相似，《医宗金鉴》与《经脉图考》人物姿态也基本一样。

第二是对经脉循行路线的标注，除《子午流注针经》未画出路线外，其他医著图形中均用单线或中空线标注，标注路线除《产经》中无头部以上部分，其他基本画出胃经概貌。

第三是对胃经流经的重要腧穴进行标注，基本上遵循了从简单到详细的发展规律，《产经》与《环中图》中都只有对腿部以下部分腧穴进行标注，《活人书》开始则有对全身涉及重要腧穴的名称；注释腧穴也包括人迎、大迎、缺盆、髀关、伏兔等重要位置；注释腧穴数量也从十几个增加到二十多个。

第四是对其他重要信息的注释，从宋代《活人书》开始，对重要腧穴的位置有了标志，如"承浆穴在唇下陷者中是""胃重二斤十四两盛谷二斗水一斗五升为水谷之海"，还有大迎穴、人迎穴、缺盆穴、伏兔穴、髀关穴、气冲穴等的注释。到清代《医宗金鉴·刺灸心法要诀》中则注释更为全面，除绘出经脉循行路线，标注重要腧穴名称外，还对循行方向进行了说明，如"起于鼻两旁""下循鼻外"等。《经脉图考》中的图形与"刺灸心法要诀"中的内容基本相似，且注释更为详细，如"起于鼻两旁之迎香""以交频中左右旁纳大阳脉之晴明穴循鼻外交足阳明下行"。这些著作成书时间跨越近 1500 年，要确定每部著作之间曾有的相互影响与启示已难以考证，但从图中人物形态及经络腧穴注释上不难看出其间的继承关系。

通过以上分析可以看出，图形图像在信息传递的可靠性上具有文字不可比拟的优势。首先，经络、腧穴等内容，在漫长的医学发展历程中受到各种各样的影响，如文字上对经络腧穴准确位置的偏差、古代因为避帝王和长辈的名讳而改变的腧穴名字等，而图形化表征保证了信息传承的精确。其次，图形的编制方式，逐步形成了知识体系的独特规范。如明堂图的编制，从最早的二人图、三人图（正人图、伏人图、侧人图）发展到十二人形图，即按十二经络来绘制。这种图形编制方式为医学知识的规范化起到了促进作用。

（4）适合推广普及

1）对抽象知识解释：在中国传统医学领域中的很多知识与现代医学（尤其是指西医）中的产生社会背景、生理背景不尽相同，因而从今日现代医学的视角来认识传统医学中的诸多内容存在不同程度的不便。

以中医脏腑理论为例，《黄帝内经》中对人体五脏六腑的论述有："五脏者，所以藏精、神、血、气、魂、魄者也"（《灵枢·本藏》）；"脑、髓、骨、脉、胆、女子胞，此六者地气之所生也，皆藏于阴而象于地，故藏而不泻，名曰奇恒之腑"（《素问·五藏别论》）。《难经》中则对脏腑的描述更为细致，"四十二难"中甚至对内脏尺寸都有精确叙述："胃大一尺五寸，径五寸，长二尺六寸，横屈，受水谷三斗五升，其中常留谷二斗，水一斗五升。小肠大二寸半，径八分、分之少半，长三丈二尺，受谷二斗四升，水六升三合、合之大半。"但仅从这些类似的描述中要准确认识五脏六腑的位置是极其困难的，而且这些脏腑的分布与现代医学中完全建立在解剖学基础上的人体脏腑分布不尽相同，其中脏腑的位置通常认为是以功能区域来确定，再加上一些解剖学的认识为基础。为解决脏腑理论的认知问题，古代先贤就采用图形化表征方式来辅助说明，即内景图。虽然今日留存的内景图只有宋代以后《存真图》等文献，但可从这些文献中发现，古代医家为将中医中的抽象知识更好地推广与传承，已采用图形图像等传播技术手段予以呈现。

经络腧穴理论更是如此，《黄帝内经》中记载："经脉十二者，伏行分肉之间，深而不见……诸脉之浮而常见者，皆络脉也"（《灵枢·经脉》）；"经脉为里，支而横者为络，络之别者为孙"（《灵枢·脉度》）。经脉理论更是抽象，十二经脉都是肉眼无法观看的，也不是以物质形态而存在的；腧穴只是经络上的重要刺激点，虽能通过尺寸量度，但也无法从解剖学层面予以直观展示。因此，经络图、经穴图、明堂图、铜人图的出现，对于经络腧穴理论的解读尤为实用有效，如六朝《产经》的十脉图、唐代孙思邈的三人明堂图、宋代杨介的《存真图》等。

这些图形应用范例都是针对古代传统医学的专门学习者而设计的，它对医学知识的复杂变简单、抽象变具体起到了极佳的技术解读功能。除此以外，古代传统医学中还有部分图形图像的应用对于医学通识的推广普及起到了积极作用，面对的对象则为普通民众，而非专业医学人员。

2）医学知识变通俗：在古代传统医学的发展中曾经出现过一些适合非专业医学人员阅读的图形图像，如医事风俗画。这些图像通常内容简洁，图中形象生动，适合在普通民众中进行医学知识的推广与普及。

以宋代《浴婴图》为例，图中展示的是年轻母亲为婴儿洗浴的场景，反映出宋代已有为婴儿洗浴的生育习俗，同时也突出了洗浴对儿童健康的重要性。宋代《小儿卫生总微论方》曰："儿才生下，须先洗浴，以荡涤污秽，然后乃可断脐。"在宋代，"坏胎""不举子"现象颇为严重，妇女常因贫困和医学技术问题，厌恶生产、坏胎或在婴儿出生后杀溺之。因此，对生命的重视，对生育及人口的增殖，是当时社会所共同关注的问题①。在这种时代背景下，该图像的出现起到了一定的民众教育功能。

再以宋代绘画《眼药酸》与李唐《灸艾图》为例，两幅图分别反映了宋代两个日常生活场景，一幅是有眼疾的人在向一个眼科郎中求助；另一幅则是描绘了乡村郎中为老翁治病的场景。这两幅图分别说明在当时眼科已有独立医学分科，而艾灸疗法在临床使用中已比较普及。此外，张择端的名画《清明上河图》中也分别描绘了赵太丞给妇女怀中的小儿诊病、刘家药店的"刘家上色沉檀栋"丸散、膏丹的大招牌及杨家诊所的画面，反映了当时医药产业的盛况。这些图画也将医学分科与常见疾病的艾灸治疗形象地传递给普通百姓，也成为病患寻医问药的通俗指南。

---

① 王琳. 宋代医事画在《中医史》教学中的应用[J]. 中国西部科技，2011，8：45

4.2　模型化资源

因为二维平面演示效果相对单一，图形在教学过程中仍有不少功能的局限。为能较准确地达到教学示范效果，在古代医学教学中尤其是针灸教学中还采用经络漆人、针灸陶俑、针灸铜人、妇科模具、压箱底、欢喜佛、导引俑等，成为中国古代科技教育史上最经典的直观教学教具。

4.2.1　经络漆人

1993 年春，在四川省绵阳市永兴镇双包山 2 号西汉木椁大墓的后室中出土了一件涂有黑色重漆的小型木质人偶（图 4-67），身高 28.1cm；人偶身上有红漆绘制的经脉循行路线，但没有标注腧穴位置，也没有说明文字。漆人的头、胸、背及手等部位绘有人体经脉十条，其中正经九条，奇经一条，与《帛书·经脉》和《灵枢·经脉》中的记录都不同，与中医通行的十四经脉系统也有所不同；有学者推测这种不成熟的经络应当是反映了早期经络学说形成与发展的真实过程[①]。

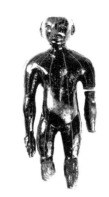

图 4-67　双包山漆人

汉代是中国漆器的鼎盛时代，西汉漆器更是达到顶峰，正如《史记·货殖列传》记述"木器髹者千枚"，说明当时漆器生产已具有相当庞大的规模。但对于该木制漆人的真实用途却一直存在疑义，主要观点大致有三种：一种是认为该漆人用途为医学教具，用于中医经络知识的教学；一种观点则是该漆人最大可能是汉代属于"祝由类"医学工具，祝由即通过符咒禁禳来治疗疾病的一种方法，类似于现代的心理治疗方式；也有学者认为这仅是明器，是陪葬的祭品之一。

2013 年，成都北郊金牛区天回镇老官山汉墓出土一具 14cm 高的人体经穴漆人像（图 4-68），漆人肢体、器官比例协调、刻制精细；周身绘有白色和红色线条及腧穴，应当是经络路径；身体不同部位还刻有"心""肺""肾""盆"等小字。同时出土的还有 920 支简牍，其中有九部为医书，如《五色脉诊》《敝昔医论》《脉死侯》《六十病方》《尺简》等（图 4-69）。据考古人员对内容分析后推测，这些简牍极有可能是失传多年的中医扁鹊学派经典书籍[②]。

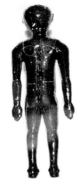

图 4-68　老官山漆人

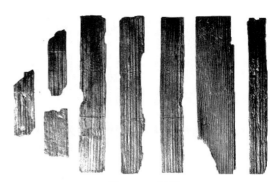

图 4-69　医简

① 梁繁荣，何志国. 从西汉人体经脉漆雕看早期经络学说[J]. 中国针灸，1996，（4）：50
② 成都文物考古研究所. 成都"老官山"汉墓[N]. 中国文物报，2013-12-20（004）

考古人员认为"该经穴髹漆人与大量医学典籍一同出土，说明这些遗物并非随葬明器，而可能是墓主生前行医、教学中使用过的，这也证明在西汉早期我国的中医针灸学已经形成了较完备的理论体系"[①]。至此，老官山漆人是医学教学用具基本可以确认，这为我国早期医学理论的起源与发展研究提供了重要佐证。

以上两者存在区别，双包山漆人只有经络，并无穴位标志；而老官山漆人则经络和穴点都清晰；老官山漆人整体设计比双包山漆人更为精致，更为完整。

4.2.2　针灸陶俑

针灸陶俑，也称针灸陶人；目前记载仅存世一件，1982 年出土于河南南阳，考古人员推测为东汉晚期作品，现为国家一级文物，原品藏于河南南阳医圣祠，中国国家博物馆藏有复制品。陶俑为女性，周身遍布针灸穴位；高 24cm，胸宽 7cm；陶俑肢体残缺，仅剩右下肢（图 4-70）。

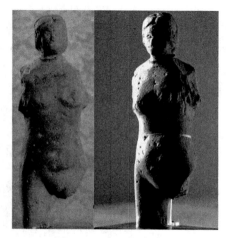

图 4-70　东汉针灸陶俑

对该陶俑的来历目前仍未发现相关记载，但该陶俑出土于河南南阳医圣祠张仲景墓旁；另在医圣祠内还藏有明崇祯元年戊辰（1628 年）出土的张仲景墓碑，该碑立于晋咸和五年（公元 330 年），距史载张仲景卒年百余年。可推测，张仲景墓保存延续性相对较好。陶俑存在可能性即为两种，一是张仲景生前所用教学用具；二是陪葬明器。

4.2.3　针灸铜人

或许是因为医学知识传承多为师承授受的原因，漆人、陶人所产生的影响并不大；据目前考古资料显示，后世应用这种方式进行医学知识教学的情况并不多见。直至宋代，针灸铜人出现，才掀开了医学教学模型的另一个时代。

宋仁宗天圣四年（1026 年），王惟一（约 987—1067 年），著名针灸学家、御医，曾任太医局翰林医官、殿中省尚药奉御，他以《黄帝内经》和《难经》为基础，融合以往医家

---

① 华夏经纬网. 成都出土"医书"或为扁鹊失传经典[EB/OL]. http://www.huaxia.com/zhwh/kgfx/2013/12/3668710.html，[2014-12]

的观点，并结合自己的行医经验，撰写了《铜人腧穴针灸图经》，共有 3 卷，另附《穴腧都数》一卷；其中记载的主要有正背屈伸人形尺寸图及十二经脉与任督二脉经穴图等。该书对腧穴的考证比较准确，注释详细，还配有图形辅助说明，这书的出现统一了当时关于经络腧穴的各种观点分歧，起到了国家标准的作用，对经络学说的发展具有重要意义。翰林学士夏竦在序文中尝谓："王惟一素授禁方，尤工厉石……定偃侧于人形，正分寸于腧募，增古今之救验，刊日相之破漏"（图 4-71）。《铜人腧穴针灸图经》作为一部匡谬正误的法定针灸书，曾经由官方颁布发行全国[①]。

随后，宋仁宗认为"以古经训诂至精，学者封执多失，传心岂如会目，诸词不若案形"，让翰林医官王惟一根据针灸图经制造出针灸模型，"复令创铸铜人为式"。于是，王惟一"考明堂气穴经络之会"，于天圣五年（公元 1027 年）铸造了两具最早的针灸铜人，也称天圣铜人。铜人"内分脏腑，旁注溪谷，井荥所会，孔穴所安，窍而达中，刻题于侧"，以便"使观者烂然而又第，疑者焕然而冰释"[②]。

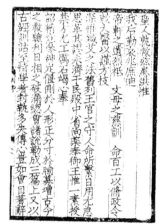

图 4-71　《铜人腧穴针灸图经》夏竦序

天圣铜人面貌类似中年男子，体态端正，是一个身高与人体大致相等的裸体形象，系青铜铸造；外壳很厚；躯壳可拆卸，胸背前后是活动的，可以打开，身体内有木雕的脏腑器官；体表刻有穴位，"浑然全身"；铜人表面涂一层涂料，另有黑色涂料标出经络和穴位的文字说明，体表刻穴多达 657 个；每一孔穴，深一分二厘。当在对针灸技术进行考核时，以黄蜡封住铜人外表的穴孔，从头顶往其中注入水或水银，再给铜人穿上外衣，如取穴准确，针能刺入而且水能流出；如取穴不准，则针不能刺入。可见，铜人已是古代科技中极其精密的教学模型。

铜人影响之大，堪称国宝。据《元史》记载，公元 1128 年宋败于金时，金朝就曾指定要宋朝以针灸铜人作为和谈条件之一，可见其影响之大。此后我国历代乃至日本等国均有仿造。

明代正统八年（1443 年），明英宗也命令仿照北宋铜人重新铸造针灸铜人（图 4-72、图 7-73），史称正统铜人。铜人高 175.5cm，腧穴总数为 654 穴，352 个穴名，经穴间无连接线[③]。明嘉靖年间针灸学家高武也曾仿制过针灸铜人三具，分别为男性、女性和儿童形状；现故宫博物院收藏有一具明嘉靖铜人，高 89cm，男童形状；黄铜实心人形，穴名错金楷体书写，腧穴无孔，以圆圈表示；全身腧穴总数 665 个，穴名 358 个[③]。明朝后期，同仁堂乐氏家族也曾模仿建造针灸铜人一座，身长 78cm，重约 30kg，通身呈金铜色，铜人身上共有穴位孔 360 多个[③]。到清代，乾隆年间与光绪年间也曾分别仿制过铜人。

① 傅维康.针灸推拿学史[M].上海：上海古籍出版社，1991：133-134
② 宋. 夏竦.《铜人腧穴针灸图经》序
③ 北京中医药大学.中医药数字博物馆[EB/OL]. http://bwg.bucm.edu.cn/jingtai/yishi/scripts/ 2008zy_jiaoyu/list jyswcl_zjtr_mzt.htm[2012-11-11]

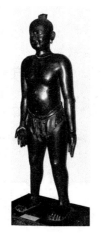

图 4-72　仿宋铜人

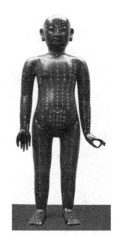

图 4-73　仿嘉靖铜人

针灸教学模型

　　在少数民族医学中，蒙医也曾制作过较为精致的蒙医铜人，至今仅存世一座。该铜人有腧穴共 538 个，其中单穴 62 个（主要分布于身体前后正中线上，胸腹中线相当于任脉的有 32 穴，背腰中线相当于督脉的有 30 穴），双穴左右两侧对称 238 对（476 穴）腧穴均呈直径 2～3mm 大小的圆凹盲点。除头上发部、手掌、足跖几处无穴外，周身腧穴星罗棋布，排列有序。只是各穴既未加注穴名，也无标出穴与穴之间联属关系①。

　　宋以后各朝官方及民间仿制的铜人也为数不少，表 4-6 为部分查找记录：

表 4-6　历代针灸铜人统计

朝代	年份	数量	制作者	形制
北宋	天圣五年，1027 年	2	王惟一	176cm，全身穴位 657 个
明	正统八年，1443 年	1	不详	仿宋，铜人高 175.5cm，除冠 172cm。头围（经两耳上际）62.5cm；胸围（经两乳头）86cm；底座长 73cm，宽 48cm，高 32.5cm
明	嘉靖，1522～1566 年	1	不详	89cm，肩宽 33.5cm；腧穴 665 穴，358 穴名；黄铜实心童型
明	嘉靖	3	高武	男、女、儿童
明清		1	不详	锡制铜人，河北省老中医沈筱斋早年购得，现收藏于河北省中医研究院；长 57.5cm，体内中空，全身穴名 359 个
明末		1	民间医家	半跪式铜人，黄铜，高 76cm
明末		1	乐家药铺	即同仁堂铜人
清	乾隆，1745 年	80 余	不详	小铜人，高 46cm
清	光绪三十年，1903 年	1	不详	182cm，腧穴 664 穴，357 穴名，紫铜，中空人形①
清	不详	不详	不详	蜀府铜人
民国		1	邰喇嘛	蒙医铜人，身高 61cm，头围 28.5cm，胸围 42cm，腹围 40cm，穴位 538 个②

　　除文献记载国内制作的这些铜人外，国外也有部分流失及仿制铜人存世。如韩国、日本等五国均有相关记载（表 4-7）。

---

① 黄龙祥. 中国针灸史图鉴[M]. 青岛：青岛出版社，2003：216
② 黄龙祥. 中国针灸史图鉴[M]. 青岛：青岛出版社，2003：224

表 4-7　国外针灸铜人统计

国别	存放地点	形制	来历
韩国	首尔德寿宫	身高 86cm，头部周径 37.8cm，肩宽 22.5cm，臂长 43cm，腿长 43cm，重 18.5kg	曾在昌德宫仁政殿车行阁展出，疑似 15 世纪李朝自铸（靳士英，2001）
英国	维尔康	儿童像	疑似乾隆铜人
日本	东京国立博物馆	162cm	18 世纪，江户时代，山崎子次善仿制
美国	堪萨斯大学	儿童像	疑似乾隆铜人
俄罗斯	圣彼得堡国立艾尔米塔什（冬宫）博物馆	高 175.5cm，除冠 172cm，头围 62.5cm，胸围 86cm，底座长 73cm，宽 48cm，高 32.5cm；腧穴总数 654 个，352 个穴名[①]	疑似明正统铜人

明代及清初时期，正阳门东江米巷（即东交民巷）太医院旧址曾建有药王庙，庙内藏有铜人一具。光绪年间，太医院迁往地安门附近的新址，并修建了"铜神殿"用于安放铜人，明正统铜人被清代医官称为"铜神"。清光绪间御医任锡赓《太医院志·铜神》曰："太医院署药王庙香案前立有范铜之铜人……"（图 4-74）。明清时期太医院机构极为庞大，仅明代北京太医院中常设职位就有院使、院判、吏目、御医、医士、医生等达 167 人[②]，且太医院均兼有医生培养职能，每年选拔培养的医生数目也为数不少，在明清长达 500 余年的统治期中，这个数目更为可观。不难推测，这些医生的培养过程中都或多或少都曾有利用铜人学习的经历。

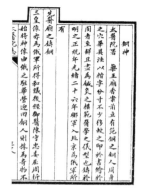

图 4-74　《太医院志》中"铜神篇"

4.2.4　妇科模具

除了针灸学习，在其他领域也曾有过直观教学模型的存在。古代医生诊察妇女疾病时，因为礼教约束不便接触妇女身体；而学生在学习妇科有关知识时也不便直接以女性为范例。清代曾出现一种专门的妇科模具（图 4-75），形似女性身体，尺寸较小，木质结构，长 16cm，宽 6cm，现收藏于上海中医药大学医史博物馆。此模具不仅在妇科医疗学习中有教学示范功能，还可以让家属为主诊医生指示患处，进行初步诊断。

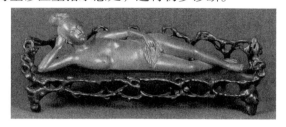

图 4-75　妇科诊断模具

---

① 黄龙祥. 中国针灸史图鉴[M]. 青岛：青岛出版社，2003：201

② 王振国. 中国古代医学教育与考试制度研究[M]. 济南：齐鲁书社，2006：378

4.2.5　压箱底

在前文所提到的性卫生教育工具中，除嫁妆图外，还有以实物形式存在的性启蒙模型，有陶瓷像形式（又称"压箱底"）、有钱币形式（又称秘戏钱）、有连环画形式及一些实用物品形式，如香囊、枕头、鞋等。

"压箱底"是除春宫画外最普及的性教育工具，多是瓷器烧制，拳头大小，形状一般以南瓜、葫芦等寓意吉祥的瓜果为主，其中藏有呈交合状的男女人偶（图 4-76）。到女儿出嫁时，母亲才会把"压箱底"拿出来，为女儿传授"夫妻之道"；平时只把它放在箱底以辟邪，这也体现了古代人们的性崇拜文化。

秘戏钱，是以浮雕的形式展示男女合欢姿势的一种钱币，也称合欢钱、春钱、堂子钱和避火钱，是花钱的一种，与普通铜钱大小相仿。钱币正面一般书写"风花雪月""花月宜人""明皇御影"等字样，也有无文字的；钱币背面铸着男女拥抱的图案（图 4-77）。这种钱币通常不用于市场流通，有学者推测其用途一是长辈给予晚辈新婚夫妇的性启蒙教具；用途二可能是青楼等风月场所中的交易凭信或筹码。目前资料显示，秘戏钱的冶制初见于隋唐，宋、元、明、清直至民国历代都有制造。

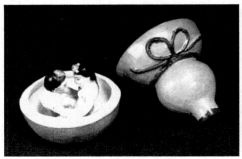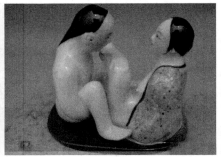

图 4-76　压箱底

右图为清光绪魏洪泰造

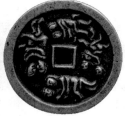

图 4-77　秘戏钱

性教育连环画，其实是春宫图的套装版，通常有 24 幅图或者更多，部分还配有隐晦的诗词，著名的如《风流绝畅》《花营锦阵》，明清时代在民间甚为流行。画册内容为各种性爱技巧内容。画册有手绘版也有木刻版，版幅制作小巧，配有木轴，卷起只有手掌大小；画册外框多是瓜果造型。

除以上特制性启蒙教具外，明清时代还有一些把性教育内容嵌入日常用品的方式，如枕头、鞋子、香囊等。民间曾有专为婚礼准备的朱红羊皮枕头，枕外绘有金色龙凤或双喜，但在枕头内壁均画有生动的性爱图，有的枕头里面放置一本春宫画册。"洞房秘戏鞋"则是在鞋底画上男女性爱"春宫图"，但只有穿鞋的人才能看到[1]。绣春囊，即香袋中的一种，通常会在外面绣上性交图画，而袋中常常装入媚香、春药之类催情激素类药物，也被称为"什锦春意香袋"，也是常用的性启蒙教育用品，如在《红楼梦》七十三回中提到："……一个五彩绣春囊，上面绣的并非花鸟等，一面却是两个人，赤条条的相抱；一面是几个字"，其中"绣春囊"就是类似性质的物品。

4.2.6　欢喜佛

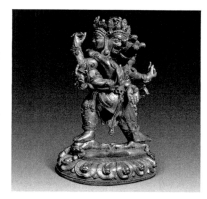

图 4-78　鎏金欢喜佛

佛教密宗中也有欢喜佛塑像（图 4-78），欢喜佛本是密宗独有的欢喜禅的修炼图腾，但在明清，有记载宫廷中置欢喜佛为性教育工具。明代沈德符在《万历野获编》第二十六卷中提到："两佛各缨珞严妆，互相抱持，两根凑合，有机可动，凡见数处。大档云，帝王大婚时，必先导。入此殿。礼拜毕，令抚摩隐处，默会交接之法，然后行合卺，盖虑睿禀之纯朴也。"可见，皇子大婚前都必须进行性卫生教育，欢喜佛就曾被当成教具使用。

清代翟灏《通俗编》中也有记载："明嘉靖帝'欲以教太子，虑其长于深宫，不知人事也'。"可见，以欢喜佛作为性启蒙工具在当时社会已经获得一定程度的认可。

4.2.7　导引俑

1997 年，重庆巫山麦沱汉墓群中的四十号墓出土 6 件人物陶俑，有立式和坐式两类（图 4-79）。从其衣着服饰分析，男女均有，多着短袖衣衫；形制均在 11～20cm；动作有迈腿、跨步、招手、握拳等。据考古推测，该古墓为汉代后期夫妻合葬墓。这套陶俑应当是相互关联，在表演成套的健身动作[2]。

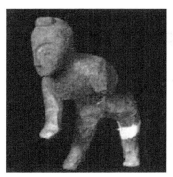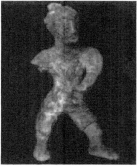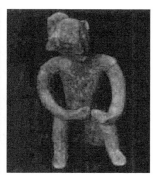

图 4-79　巫山麦沱汉墓导引俑

1997 年，山东阳谷县吴楼一号汉墓也出土 12 件人物陶俑，造型特别，有跪俯俑、踞坐俑、坐姿俑（图 4-80）；而从外貌上看均为男俑，平民装束；高度均为 8～9cm。考古推

① 翁礼华. 秘戏钱与古代性教育[J]. 经济研究参考，2012，4：55
② 重庆市文化局. 重庆巫山麦沱汉墓群发掘报告[J]. 考古学报，1999（2）：图版叁

测为西汉晚期阳平侯王禁家族墓[①]。

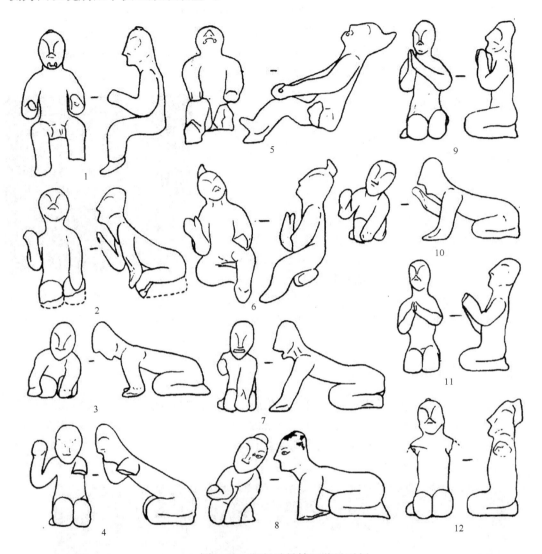

图 4-80　阳谷县吴楼汉墓导引俑

　　两座汉墓中出土的陶俑具体用途并无文献佐证，其可能用途当为两种，一是陪葬明器；二是墓主人生前用以养生保健的自学器械。无论是何用途，这些陶俑均可统称为"导引俑"。

4.2.8　技术特征分析

　　模型应用于医学知识的传承，具有二维图形图像所不可比拟的优势。这些优势体现在使用功能更加具体明确、对医学知识的表征更为形象、弥补了现实中一些信息传递的难点问题。

　　（1）促进针灸治疗技术的标准化：《长编》中记载：宋仁宗天圣五年四月，即 1027 年，"先是，上谓辅臣曰：'世无良医，故夭横者觽（通'众'），甚可悼也'。张知白对曰：'古

　　① 聊城市文物管理委员会. 山东阳谷县吴楼一号汉墓的发掘[J]. 考古. 1999（11）：41

方书虽存，率多舛缪，又天下学医者不得尽见。'上乃命医官院校定《黄帝内经》《素问》及《难经》《病源》等。下馆阁官看详。乙未，诏国子监摹印颁行。又诏翰林学士宋绶撰病源序"[1]。

从中可知，制作针灸铜人的最根本原因是因为医生误诊率过高引发出的社会问题，并据此暴露出深层问题，即经络腧穴知识的学习障碍。经络腧穴学习障碍的主要原因可能存在两个方面：一是经络腧穴是建立在阴阳五行气血循行等抽象理论之上，而无法在解剖学等物质基础上予以验证，理解相对困难。二是经络腧穴数目众多，十二经络、奇经八脉等纵横交错，腧穴名字达 300 余种，全身总穴数 600 多个。若人体表面积以 1.6m^2 来计算，即人体表面平均每100cm^{2}上有 4 个穴位。可想而知，学习经络腧穴知识的认知负荷是比较大的。在以文字为主要信息载体的年代，出现腧穴名称与位置的误差是无法避免的。

关于探索针灸技术的标准化问题，最早的记载是魏晋年间；探索的手段也历经文字规范到编修《明堂图》，再到浇筑针灸铜人。有学者认为，如果视皇甫谧撰《针灸甲乙经》是对晋以前针灸穴位混乱现象进行厘定的第一次整理修定；隋唐年间甄权的《明堂图》整理修定就属第二次；公元 1027 年北宋王惟一撰《铜人腧穴针灸图经》及铸针灸铜人即是第三次[2]。三次大的穴位厘定，是我国古代针灸技术规范过程中的重要标志。其中可以看到图形、模型，都是推进针灸技术标准化的主要技术手段。

（2）材料技术发达：使用木质、陶瓷或青铜为材料来制作学习工具，前提是这些材料的加工技术必须达到足够自如的应用加工水平。

木加工技术自是不用细说。中国古代的制陶技术亦是极其发达的，早在约 10 000 年前的新石器时代就已经发明了原始的制陶术，4000～5000 年以前已出现彩陶，在约 3000 年前的商代已能生产原始瓷器，到了汉代，已能造出精细的青瓷。

同样，中国古代的铜冶技术一样发达。金属铜可以简单分为紫铜（即纯铜）、黄铜（即铜锌合金）、白铜（即铜镍合金）及青铜（指除铜镍、铜锌合金以外的铜基合金，如铜锡合金）。铁器时代出现以前，青铜时代存在上千年的时间。公元前 1500 年左右中国开始进入青铜时代，公元前 500 年左右青铜时代结束时，铜冶技术已经登峰造极，此后步入铁器时代，铜冶技术没有超越古代。时间大概在春秋战国时代。秦汉以后青铜冶铸在铸钱、铜镜等行业继续保留；西汉时期，湿法冶金，即胆铜法开始出现；五代至宋时，中国方士掌握了黄铜冶炼技术，元代至明代黄铜冶炼技术普及到民间，明清两代，黄铜大量用于铸钱。其中青铜技术是最为发达的，至今留下的一些传世之宝依然在冶金业中有重要影响，如国家博物馆收藏的后母戊鼎、子龙鼎、大盂鼎等国宝。

以木头雕刻针灸漆人、妇科模型或压箱底等模型当是各种材料中操作最为简便的方式，但木质模型较难保存，目前存世的木雕模具多为近代制作。

中国是陶艺技术大国，制陶技术在几千年前已臻化境，因而运用制陶技术来制作医学模型必然也是较好的选择。但制作陶艺模型存在的障碍是制作工艺较木刻复杂了许多，且陶制模型易碎，也不适合长时间使用保存。

铜冶技术相对木刻与制陶技术来说都要复杂，铜制模型要大批量生产难度最大；但青铜制品适合长时间保存，至今存世的铜制模型依然状况良好。

各种加工技术优劣不一，因此今天我们能够看到的教学模型各种材质均有，从而不难

① 宋.李焘.续资治通鉴长编.卷105.仁宗天圣五年四月壬辰条
② 傅维康.针灸推拿学史[M].上海：上海古籍出版社，1991：105-106

得出结论，只要材料加工技术具备，古人都会将其应用于教学模型的制作。

（3）功能使用多样化：教学模型自从设计制作开始，就不被当成单一功能工具来用。以针灸铜人为例，从铜人设计初始就具备了教学、考试与神像的功能。

首先是教学功能，《长编》记载，宋仁宗天圣五年十月，"壬辰，医官院上所铸腧穴铜人式二，诏一置医官院，一置相国寺。先是，上以针砭之法，传述不同，腧穴稍差，或害人命。遂令医官王惟一考明堂气穴经络之会，铸铜人式。又纂集旧闻，订正讹谬，为铜人针灸图经。至是，上之。因命翰林学士夏竦撰序，摹印颁行。赐诸州在七年闰二月，今并书之"[1]。从中可以得知，对于铜人的用途，宋代除用于医生培养的专业教学外，还当成公众医学知识普及工具。如文中所述，天圣铜人制成后一尊放置在医官院，一尊放置在相国寺，并又将针灸图经刻石竖立在两旁，曰《新铸铜人针灸腧穴图经》，互相对照，极便于医生传习。

两尊铜人分别服务于医生职业教育和公众医学教育。究竟铜人在教学实际应用中效果如何，可从以下数据中窥得一二。对于宋代翰林医官院，《宋会要辑稿》职官三六中记载："医官初无定员，嘉祐二年定额 142 人，但最多时近一千人"[2]。在北宋年间，相国寺被封为皇家寺院，是当时的佛教中心、文化中心，也是商业中心。从公元 1027 年制作完成直到公元 1126 年间，针灸铜人在医官院和相国寺的安置长达 100 年。具体曾经以铜人作为教具培养的职业医生有多少难以统计；在相国寺接受过医学启蒙的民众有多少更无法计算。但从这些数据不难看出，当年天圣针灸铜人确实起到了相当重要的教育作用。

其次是将铜人用于医生针灸知识的考核。清代吴长元在《宸垣识略》中提到"古铜人虚中注水关窍毕达"[3]。宋代济南人周密在《齐东野语》卷 14 中也记载："又尝闻舅氏章叔恭云：昔倅襄州日，尝获试针铜人，全像以精铜为之，腑脏无一不具。其外腧穴，则错金书穴名于旁，凡背面二器相合，则浑然全身，盖旧都用此以试医者。其法外涂黄蜡，中实以汞，俾医工以分折寸，按穴试针，中穴，则针入而汞出，稍差，则针不可入矣，亦奇巧之器也"（图 4-81）[4]。

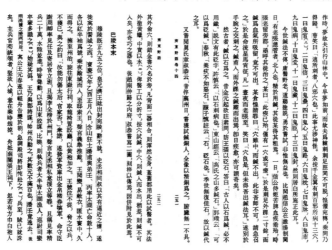

图 4-81 《齐东野语》卷 14

① 宋.李焘.续资治通鉴长编.卷 105.仁宗天圣五年十月壬辰条
② 王振国.中国古代医学教育与考试制度研究[M].济南：齐鲁书社，2006：197
③ 清.吴长元.宸垣识略.卷五.8.乾隆戊申冬.池北草堂开彫（雕）
④ 宋.周密.齐东野语[M].北京：中华书局，1983：251-252

　　铜人是中空的，只要在外面涂上蜡，中间灌入水或水银，再给铜人穿上外衣，就可以用于实习医生的针灸技术考核；取穴准确就能针刺水出，否则就无法刺入。这种考核形式即便在今日高校部分专业课程的实践考核中也称得上是科学先进的。

　　再次是，在一定程度上，铜人估计也被当成医神来祭拜。医生的偶像虽有黄帝、神农、扁鹊、华佗、张仲景等传说中或古时的医生，但对医生来说，这些偶像都相对虚幻。当铜人出现后，成为医生或尚医的帝王的偶像与图腾也是可能的。这点从历代铜人安放的位置可以发现，宋天圣铜人安置于"相国寺"；明太医院安放铜人的地方为"药王庙"；清光绪后太医院安放铜人的地方称为"铜神庙"；明正统铜人也被称为"铜神"。

　　铜人被神化的可能原因应该是以下几点：一是古代社会医药技术欠发达，医家对疾病治愈率还相对较低，因此会从精神层面寻求寄托，这是人们对健康和长寿的追求意愿的一种物化形式。二是铜人产生起于皇家，实际制作均为御医，而御医难当是古来的共同认识；帝王具有绝对的权威，往往御医的话语对病患并无太多约束力，因而皇室成员的病证难治，导致御医的工作压力巨大，精神极度紧张，从而更有精神支柱的需求。三是铜人产生于宋代，而宋代是佛教走向平民化、世俗化的时期，神佛信仰是比较普遍的社会现象。

　　除针灸铜人外，其他模型如陶制欢喜佛，在古代曾经被用于宫廷等作为性教育工具，在藏传佛教信徒中，它也被当成图腾进行膜拜。

　　（4）学习形式更形象：医学是以疾病防治与人体功能提高为目标，对人体生理、病理、药理综合研究的一门应用性科学。而中医学无论是病理、诊断，还是药物配伍等多是前人实践经验的积累；在学科知识结构中，实践应用性知识占大多数。技能的习得过程中，模型教具可以发挥极其能动的作用。

　　从教学媒体的技术特性角度进行讨论的话，教学媒体的分析可从呈现力、重现力、传播力、可控性、参与性五个方面进行[①]。第一，呈现力又包括空间、时间、运动、颜色、声音等要素。对模型而言，展现教学对象的形状、大小、距离、方位、颜色、色调等因素是其他教学媒体难以替代的，与图形相比，三维模型比图形媒体展现的细节更为精确、更为形象。第二，重现力是指对信息内容的重复呈现能力。在中医学中大量的习得技能，如针疗技术中，辨穴、取穴、进针、出针等都是需要反复练习的技能，模型教具的重现能力为学习者的反复观摩、练习提供了其他媒体形态无法比拟的优势。第三，传播力是指媒体将信息同时传送到接受者的空间范围。对模型而言，因为空间范围的局限性，能同时接收信息的学习者有限，但在古代以师承授受为主要教学组织形式，教学规模较小，模型的传播力局限并非特别明显。第四，可控性是指使用者对媒体操控的难易程度。中医模型教具自身不存在操纵难度，操作难易主要取决于使用者对相关医学知识的了解与掌握程度。第五，参与性是指利用媒体开展教学活动时学习者参与活动的机会，其中参与方式可以分为行为参与和感情参与两类。模型教具的情感渲染能力有限，让学习者感情投入效果并不显著，但利用模型进行操作训练是行为参与程度极高的一种学习方式。综合以上论述可知，中医教学模型是呈现力、重现力、可控性、参与性等要素均是表现优异的媒体类型，因此，在教学实施过程中的促进作用是必然的。

　　美国心理学家埃德加·戴尔在 1946 年提出的"经验之塔"中对学习经验按抽象程度进行了归类（图 4-82），分别是"做"的学习经验，如设计的经验和演剧的经验；"观察"的

---

　　① 南国农，李运林，祝智庭，等. 信息化教育概论[M]. 北京：高等教育出版社，2004：52-53

学习经验，包括演示、校外学习旅行、展览、电视电影、广播、录音等；"使用符号"的学习经验，包括视觉符号和词语符号等①。

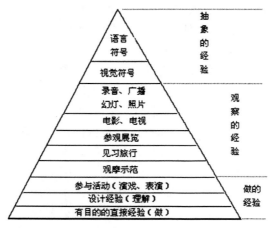

图 4-82 戴尔的经验之塔

运用模型进行教学归入了设计经验一层，属于"做"的经验，是较为具体的直接经验。这类经验的习得中，学习者是实际经验的参与者，学习特点是直观、生动，学习者投入精力与情感较多，学习效果明显。

（5）弥补教学中的不足：在我国古代，医生多是男性，在行医过程中，因为礼仪或伦理道德等各种社会原因，加上"男女有别""男女授受不亲"等观念的根深蒂固，为女患者看病成为行医的难题。因此才会有"悬丝诊脉""隔帷诊病"等各种奇异的治疗方式。明代名医李梴在《医学入门·习医规格》中专门对女患者的诊病注意事项作了说明："如诊妇女，须托其至亲，先问症色与舌及所饮食，然后随其所便，或证重而就床隔帐诊之，或证轻而就门隔帷诊之，亦必以薄纱罩手；寡妇室女，愈加敬谨，此非小节"②。而明太祖朱元璋在洪武五年（公元 1372 年）曾提出更为严苛的规定："宫嫔以下有疾，医者不得入宫。"这种窘境不单在行医过程中出现，在古代医者学习过程中同样不可避免。唐代名医昝殷是妇产科专家，精通医理，留有《经效产宝》3 卷，是为我国现存最早的妇产科专著。为避免接触女性的尴尬，昝殷在行医过程中随身携带一个女体模型，诊断中由患者指出病灶部位进行诊治。同样，这种模型在妇科知识的学习中也有帮助作用。

性卫生知识的教育更是古代医学知识传递中的难题。古代极其重视生育问题，尤其是皇家，传宗接代是基本责任，但因为长幼尊卑礼仪的约束，家长不能直接对子女传授性知识。两者成为极其尴尬的矛盾。东汉《白虎通义》中提到"父所以不自教子何？为渫渎也，又授之道当极说阴阳夫妻变化之事，不可父子相教也"。生育问题固然重要，但也不能涉及家长尊严，在以三纲五常为基本伦理道德规范的社会里，这点尤其敏感，这些知识由父亲来教显然不合适。谁来担当性卫生知识教育的角色成为难以解决的问题。春宫图、压箱底、秘戏钱、欢喜佛等模型教具的采用避免了所有这些尴尬与矛盾。

① 祝智庭，钟志贤. 现代教育技术：促进多元智能发展[M]. 上海：华东师范大学出版社，2003：65-66
② 明. 李梴. 医学入门[M]. 天津：天津科学技术出版社，1999：1488

第 5 章 中国古代传统医学教育领域中的智能技术

　　自古以来的医学教育家们在尝试运用物质技术来帮助传承医技的同时，也一直在思索着对医学学习方法进行革新，如诊断及药物学习中歌赋的使用；医疗保健运动中的动作套路；教学形态的革新；实践教学体系的创立等。

　　医学，是针对人体各种病证及养生保健等问题而发展出来的学科；作为高级智慧生物，人体系统构成是极其复杂的，医学知识体系相应也是庞杂无比的；而医学知识体系的庞杂自然也给学习带来巨大的认知负荷。以传统医学学习内容为例，仅学习者需要记忆的内容包括：传统经典部分有《黄帝内经》《难经》《伤寒论》《金匮要略》《温病学说》《神农本草经》、针灸脉络；中医基础有病因、病机、脉学；方剂学则有药性、配伍要诀，根据药性细分有解表、泻下、和解、清热、祛暑、温里、补益等数十类、上千味药物；临床中按病证区分有中风、虚劳、咳嗽、疟疾、痢证、气喘等二十余类。因此，要学习传统医学，仅需记忆的内容就要花费大量的时间，为了提高学习效率，古代医家尝试各种方法来提高学习效果，如编写便于记诵的医药歌赋。古来医家在传统医学知识传承中创造了大量助学助记的歌赋。这些歌赋多是医家在医疗实践中取医术精华编辑而成，言简意赅，方便记诵，在中医学习中的作用不容小觑。

5.1　教　学　歌　赋

　　歌赋是指以韵文或对仗语句形式编写的文字作品，具体形式包括诗、词、曲、辞、赋、歌诀、歌谣等。歌赋常见句式结构有四言、五言、七言；篇幅也有四句、六句、八句或多句的不同。四言诗如麦门甘寒，解渴祛烦，补心清肺，虚热自安（选自《药性歌括四百味》）；五言诗如仲景麻黄汤，麻黄配杏甘，寒热头身痛，表实无汗良（选自《五言方剂歌诀》）[①]；七言诗如大青龙汤桂麻黄，杏草石膏姜枣藏，太阳无汗兼烦躁，风寒两解此为良（选自《汤头歌诀》）。

　　医学歌赋基本覆盖了中医各领域，无论是中医基础理论、中医药物学、中医方剂学，还是中医临床等各个方面都能发现医学歌赋的存在，而其中又以药物、方剂和临床针灸三个科类歌赋数量最为丰富。

　　有学者对中医歌诀做过系统归纳，如方文贤等编著的《传统中医入门必读歌诀》、傅文录编著的《中医入门必读歌诀》、程绍恩等编著的《中医入门歌诀一本通》等。本书将借鉴《传统中医入门必读歌诀》的部分内容从中医基础理论、中医药物学、中医方剂学和中医临床科目四大方面对中医教学歌赋进行介绍，图 5-1 为中医歌赋分类及部分经典歌诀范例。

5.1.1　基础理论教学歌赋

　　在中医基础理论方面，从最基础的中医起源、藏象学说、经络理论、四诊方法到辨证论治都有歌赋传承，用以辅助学习。

---

① 刘庆宇. 中医韵文之韵味[J]. 医古文知识，2001，（3）：39-40

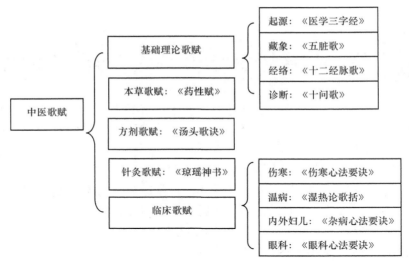

图 5-1　中医教学歌赋及经典歌诀范例

医学三字经

　　清代陈修园的《医学三字经》开篇就对中医的发展源流作了一个简要交代，"医之始，本岐黄，灵枢作，素问详，难经出，更洋洋"[1]，强调了《灵枢》《素问》《难经》作为中医奠基之作的重要地位。语句俱为三言，与三字经、百家姓、弟子规等风格接近，更容易让百姓接受。

　　藏象学说是中医重要理论基础，其中对人体脏腑的生理状态及其相互关系作了解释。清代陈梦雷的《古今图书集成·医部全录》中就有肝、心、脾、肺、肾的对应歌诀，如"肝脏应春阳，连枝胆共房，色青形象木，位列在东方（肝脏歌）"；"心脏身之精，小肠为弟兄，象离随夏旺，属火向南生（心脏歌）"；"脾脏象中坤，安和对胃门，旺时随四季，自与土为根（脾脏歌）"；"肺脏最居先，大肠通道宜，兑为八卦地，金属五行牵（肺脏歌）"；"肾脏对分之，膀胱共合宜，旺冬身属水，位北定无欺（肾脏歌）"[2]。

　　经络，中医独有的循行系统，十二经络、奇经八脉，让初学者较难掌握，助记歌诀也在古代医家著作中随处可见。如明代高武的《针灸聚英》中有"十二经脉歌"："手太阴肺中焦生，下络大肠出贲门，上膈属肺从肺系，系横出腋臑中行"；以及"奇经八脉歌""督脉起自下极俞，并于脊里上风府，过脑额鼻入龈交，为阳脉海都纲要"；明代流传的《十四经穴起止歌·十四经络歌诀图》"手肺少商中府起，大肠商阳迎香二，足胃厉兑头维三，脾部隐白大包四"[3]。

　　诊法，即望、闻、问、切四诊方法，四诊合参是中医技术中最难掌握的核心技术之一，尤其是脉诊法。因此针对四诊的学习歌诀也是比较多见的，如清代吴谦的《医宗金鉴》记载的望诊歌："舌赤卷短，心官病常，肺鼻白喘，胸满喘张；肝目眦青，脾病唇黄，耳黑肾病，深浅分彰"；也有闻诊歌："五色既审，五音当明，声为音本，音以声生；声之余韵，音遂以名，角徵宫商，并羽五声"。明代张景岳的《景岳全书》中记录有"十问歌"："一问寒热二问汗，三问头身四问便，五问饮食六问胸，七聋八渴俱当辨"。明代李时珍的《频湖

① 方文贤，方杰，李鹏泰. 传统中医入门必读歌诀[M]. 北京：中国中医药出版社，2012：1
② 方文贤，方杰，李鹏泰. 传统中医入门必读歌诀[M]. 北京：中国中医药出版社，2012：3-5
③ 方文贤，方杰，李鹏泰. 传统中医入门必读歌诀[M]. 北京：中国中医药出版社，2012：15-17

脉学》则是脉诊经典，也是脉诊学习常规教程，如其中对"浮脉"的助学歌诀："浮脉惟从肉上行，如循榆荚似毛轻，三秋得令知无恙，久病逢之却可惊"[①]。

辨证，即科学判断，一辨病机，二辨病证。宋代杨士瀛的《仁斋直指方论》中有"病机赋"一首，是文学色彩极其浓郁的中医助学诗词，如"窃谓医虽小道，乃寄死生，最要变通，不宜固执，明药、脉、病、治之理，悉望、闻、问、切之情"。而辨病证，明代皇甫中的《明医指掌》歌诀比较全面，如其中对"呕吐证"的描述"得食即吐知为火，停久而来却是寒，久病胃虚因不纳，或缘气逆与停痰"[②]。

5.1.2　本草教学歌赋

中医药物，也称本草，学科主要学习知识有药物性能，如寒热温凉四性、辛甘酸苦咸五味；还有药物的用法，如配伍、禁忌等。在中医日常临床中，常用中药至少 200 余味，每味药的药性、性状、用法等都是独立知识点，而要记下所有这些独立的知识点需要花费大量的时间。本草歌赋同样在药学学习中起了重要作用。如明代龚廷贤的《药性歌括四百味》对 400 味药材的特点作了简要概括："人参味甘，大补元气，止渴生津，调荣养卫；黄芪性温，收汗固表，托疮生肌，气虚莫少"。

据考证，本草歌诀自南宋期间便已出现，如朱端章的《卫生家宝产科备要》（1184 年）中出现了妊娠禁忌药歌；刘信甫的《活人事证方》（1216 年）中载有十八反歌；陈衍的《宝庆本草折衷》（1227 年）记录了十九反歌、六陈歌；另陈自明的《妇人大全良方》（1237 年）也记录了孕妇药忌歌。而最早的本草歌赋专著应是《本草简要歌》，但因该书已佚无法判断；另外，宋代滕伯祥的《走马急疳真方》（1275 年）与陈达叟的《本心斋蔬食谱》也可算是记录有本草歌赋的著作；但目前可考的本草歌赋专著中，当属元代的《图经备要本草诗诀》（周天锡，1294）和《图经节要本草歌括》（胡仕可，1295）为最早[③]。

《图经备要本草诗诀》，作者周天锡，温州人，刊于元至元三十一年（1294 年），共记载常用药物 365 种，序称参考的是张松、王梦龙的《本草节要》，全书采用诗歌形式撰写，如其中对"消石"的描述"地霜寒苦名消石，止渴除烦并血积。辟鬼祛邪利小便，消胀涤肠能化食"[④]。

总体而言，本草歌赋在宋元时期初兴，明代达到高潮。现存的本草歌赋数量极为丰富，有学者在对中医经典文献统计后发现，本草歌赋专著在本草著作中的比例约高达 1/5[⑤]。面对如此众多的本草歌赋及著作，要区分清楚的话，常用以下几种归类方式。

首先以歌赋记载篇幅来区分，即歌赋占医著的分量，可以分为本草歌赋专著、专卷、专篇或正文夹赋等几类。从歌赋所占篇幅角度来分析，在医药书籍中有专门记录药物歌赋的著作，如元初的两种本草歌赋专著《图经备要本草诗诀》和《图经节要本草歌括》，均涉及药物数百种，并按玉石、草、木、虫、鱼来归类药物歌诀。也有部分载录歌赋的著作，大多数本草医书都或多或少有歌赋记载，如明代刘纯《医经小学》（1388 年）、虞抟《苍生司命》（1515 年）、周礼《医圣阶梯》（1575 年）、李梴《医学入门》（1575 年）、沈应旸《明

① 方文贤，方杰，李鹏泰.传统中医入门必读歌诀[M]. 北京：中国中医药出版社，2012：34-41
② 方文贤，方杰，李鹏泰.传统中医入门必读歌诀[M]. 北京：中国中医药出版社，2012：51-57
③ 纪征瀚. 古本草歌赋的文献研究[D]. 北京：中国中医研究院，2005：17
④ 元·周天锡撰，郑金生点校. 海外回归中医善本古籍丛书第九册[M]. 北京：人民卫生出版社，2003：24
⑤ 纪征瀚. 古本草歌赋的文献研究[D]. 北京：中国中医研究院，2005：9

医选要》（1623年）等书，或引述，或自撰，但都是便于记诵的实用本草歌赋。

其次是按照本草歌赋内容来划分，可以分为记载药物药性的歌赋与记载药物配伍禁忌的歌赋。记载药物药名、药性的范例不胜枚举，如刘纯的《医经小学》、罗彦周的《医宗粹言》、托名元代李东垣的《珍珠囊药性赋》。

明代万全《片玉痘疹》（1582年）卷一"痘疹碎金赋"记载："是故补气者参芪白术，养血者，归芍地黄。发散表邪，轻葛根而重官桂；疏通里实，微枳壳而甚大黄。解毒兮，芩连栀子，快斑兮，荆防牛蒡。连翘疮中之要领，甘草药中之君王。咽痛求诸甘桔，头肿取夫羌防。木通利其小水，人屎攻其黑疮"①。

再如明代流行最广的《药性赋》篇首曰："诸药识性，此类最寒。犀角解乎心热，羚羊清乎肺肝。泽泻利水通淋而补阴不足，海藻散瘿破气而治疝何难？闻知菊花能明目而清头风；射干疗咽闭而消痈毒。薏苡理脚气而除风湿，藕节消瘀血而止吐衄。瓜蒌子下气润肺喘兮，又且宽中；车前子止泻利小便兮，尤能明目"②。该赋呈现出两大特点，一是实用，其药物分类按寒、热、温、平四种药性分为四篇，这对临床用药更具有实际指导意义；二是精致，该赋只选取了248味常用药，总篇幅仅有2440余字，这对初学者的学习不会造成太大的记忆负担。

在各种本草著作中，有一类较为特殊，因为这类著作不单给医学人员参考，也适合普通民众阅读，那就是《救荒本草》。《救荒本草》主要介绍可食用植物，用于灾荒年间救急之用。据统计，明代统治的276年中，各类灾害发生达到1011次。因而救荒植物著作在明代最为丰富也不足为怪，《救荒本草》歌赋也相对在这时期集中③。有《救荒本草》的存在，就会有本草歌赋的出现。最早的救荒植物著作是明代朱橚的《救荒本草》（1406年）；而在王磐的《野菜谱》（1530年）、周履靖的《茹草编》（1582年）、姚可成的《救荒野谱补遗》（1642年）中则出现不少本草歌诀。如《野菜谱》中对马齿苋的描述："马齿苋：入夏采，沸汤（氽）过，曝干冬用，旋食亦可。楚俗元旦食之。马齿苋，马齿苋，风俗相传食元旦。何事年来采更频，终朝赖尔供餐饭"（图5-2）。歌中包括四部分内容：一是植物名称；二是食用方法；三是助记歌诀；四是植物草图。从中可以发现，《野菜谱》的特点鲜明，编制图文并茂，且植物图形均为墨线图；但其中必须强调的是作者王磐是散曲作家，并非专职医家，因而其中歌诀编写并未完全概括对应植物特点药性等特征，反倒抒情色彩浓厚，所以后世均评价该书文学价值比药用价值更大。

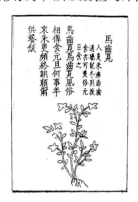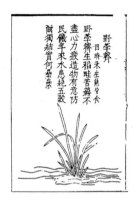

图5-2　王磐《野菜谱》

---

① 明·万全. 痘疹碎金赋[M]. 片玉痘疹. 卷一
② 纪征瀚. 古本草歌赋的文献研究[D]. 北京：中国中医研究院，2005：37
③ 邓云特. 中国救荒史[M]. 上海：上海书店，1984：30

配伍与禁忌也是中医用药的重要内容，尤其是药物之间不宜搭配使用的一些常识与原则更是需要中医学习者牢牢背诵的。因此，这类歌赋也是为数不少。

最为著名的是宋代以后出现的"十八反"与"十九畏"歌。"十八反歌：本草明言十八反，半蒌贝蔹芨攻乌，藻戟遂芫具战草，诸参辛芍叛藜芦。"陈衍《宝庆本草折衷》又把"十八反歌"发展为"十九反歌"，其文如下："《经验方》云：贝母半夏并瓜蒌，白蔹白及反乌头。细辛芍药五参辈，偏与藜芦结冤雠。大戟芫花兼海藻，甘遂以上反甘草。记取歌中十九反，莫使同行真个好。"

十八反十九畏

明代刘纯所撰的《医经小学》中对"十九畏"歌诀记载如下："硫黄原是火中精，朴硝一见便相争。水银莫与砒霜见，狼毒最怕密陀僧。巴豆性烈最为上，偏与牵牛不顺情。丁香莫与郁金见，牙硝难合荆三棱。川乌草乌不顺犀，人参最怕五灵脂。官桂善能调冷气，若逢石脂便相欺。大凡修合看顺逆，炮监炙焯莫相依"[1]。

此外还有其他一些医著中也有类似歌诀保存，如清末流传的《重编医经小学》（佚名）记载的服药食忌："有术勿食胡荽葫，桃李雀蛤鲊青鱼。苓忌醋物鳖忌苋，巴豆禁芦笋野猪。甘草又背菘海藻，食狸肉莫用藜芦。半葛尤禁饴羊肉，黄连桔梗忌食猪。牡忌胡荽陆是犬，有地黄食不用芜。常山之葱并生菜，细辛嫌杂生菜蔬。空青朱砂禁生血，有天门勿食鲤鱼。服药通勿食滑物，果实类不可食求"[2]。

5.1.3　中药方剂歌赋

方剂，也称验方，即在临床经验基础上，遵照药物配伍原则，把若干药物搭配组成的药方。方歌就是药物方剂歌诀，是中医传承和中医教学中的重要内容之一。通过歌诀和趣味方歌，提供多种记忆方法，记住方剂的组成、功用、主治的内容。方剂学是中医临床必须掌握的重要内容，方歌是学习方剂学的有效途径。

《汤头歌诀》，清康熙三十三年（1694年）汪昂主编，书中歌诀精炼地用一两句来概括药方药味，如"四君子汤：四君子汤中和义，参术茯苓甘草比，益以夏陈名六君，祛痰补气阳虚饵，除却半夏名异功，或加香砂胃寒使"；此外，书中不单记录了汤剂，也有丸、散、膏、丹等药剂。

《时方歌括》（1801年），清代陈修园编纂，收录了唐、宋以后的中医常用方剂108首，按药性分为十二类，并将各方剂编为歌诀。《长沙方歌括》（1803年）是陈修园的另一部作品，主要是将张仲景《伤寒论》中方剂的主治、药物、用量及煮服法等，以诗歌的形式予以编撰，韵文形式适合医学启蒙教育。

此外还有清代陈元犀的《金匮方歌括》（1811年），将《金匮要略》中的方剂编成了诗歌，如"白虎人参汤：服桂渴烦大汗倾，液亡肌腠涸阳明，膏斤知六参三两，二草六粳米熟成"。

5.1.4　针灸歌赋

中医临床专科到明代已基本成型，伤寒、温病、针灸、眼科、内外妇儿等科都有相对成熟的治疗体系与理论专著，因此，针对临床各科的助学歌赋也是异常丰富。各科歌赋中，

① 明·刘纯. 医经小学
② 纪征瀚. 古本草歌赋的文献研究[D]. 北京：中国中医研究院，2005：46

数量最为庞大的是针灸歌赋。

据现有文献考证，中医针灸歌赋主要出现于宋代，兴盛于金元，发展于明代，衰落于清代。在对百余种针灸文献集中检索后，发现有 40 余部著作载有针灸歌赋。而在这些著作中，共收载针灸歌赋 1045 首；其中包括综合治疗类 405 首，经穴定位类 539 首，八法八穴类 31 首，流注针法类 34 首和针灸禁忌类 36 首[①]。

《琼瑶神书》是迄今为止第一部以歌诀的形式阐述针灸理论的专著，成书时间不详，书中原题宋代琼瑶真人著，也有学者考证约成书在元末明初；书中绝大部分内容皆以歌诀的形式写成。全书共 4 卷，集歌诀 328 首；"琼瑶真人用升阳升阴气上气下之手法讲论歌"、"琼瑶标本运气歌"等五首歌诀主要介绍了针灸基本理论与操作方法，如经络、运气、气机升降及针刺方法等；其余 284 首歌诀，分别对应说明了 284 种病证的治疗方法[②]。

《铜人腧穴针灸图经》，宋代王惟一作品。在书中附有《穴腧都数》1 卷，其中记录了三首七言歌诀，主要介绍了针灸禁忌的"避针灸诀"，分别为《人神》《血忌》和《避太一法》，如《避太一法》记载："太一从来八节游，立春左足戊寅收，已丑过后春分气，左畔胸堂已卯留，立夏左手戊辰日，已巳相随夏至头，头首忌来当丙午，立秋右手戊申游，已未才过秋分至，右畔胸堂辛酉求"[③]。

《子午流注针经》一书由金代何若愚撰、阎明广注释，约成书于 1163 年，是我国现存最早的子午流注专著。书中介绍了人体经脉气血的流注与针刺的关系问题。该书分上、中、下卷，下卷中记载了《针经井荥歌诀》，如"足少阳胆之经"中关于胆一节有歌诀曰："窍阴为井胆中行，胁痛烦热又头痛，喉痹舌干并臂痛，一针难步却须行"[④]。

《针经指南》，元初窦汉卿著，初刊于 1295 年。其中记载的著名针灸歌赋有《流注通玄指要赋》和《针经标幽赋》。《流注通玄指要赋》又名《流注指要赋》。本赋总结了 50 余种疾病针灸治疗时的取穴经验。赋中所录的疾病以五官科各种疼痛病证为最多，反映了窦氏临床经验心得和辨证论治、立法取穴特点。先后有《普济方》《针灸大全》《针灸聚英》《杨敬斋针灸全书》辑入此赋，《针灸大成》在转载此赋时又作了注解。《针经标幽赋》则论述了经络、脏腑、气血、取穴、刺法、宜忌等丰富的针灸基础知识及常见病证的治疗。赋文言简意赅，仅有 79 句，1318 字，是精辟的针灸学纲要。元代王国瑞、明代徐凤、杨继州、吴崑、清代李学川等皆为此赋作注；明代高武《针灸聚英》、徐春甫《古今医统大全》等书也收录了该赋[⑤]。

《扁鹊神应针灸玉龙经》，元代王国瑞著，刊于 1329 年，书中记录了王氏家传针灸经验，其中针灸歌赋 13 首，除《注解〈标幽赋〉》一篇外，皆为原创；最为著名的是 120 穴玉龙歌，节选如下："扁鹊授我玉龙歌，玉龙一试绝沉疴，玉龙之歌真罕得，流传千载无差讹。我今歌此玉龙诀，玉龙一百二十穴，医者行针殊妙绝，但恐时人自差别。补泻分明指下施，金针一刺显明医，伛者立伸偻者起，从此名扬天下知"[⑥]。

《针灸大全》，又名《针灸捷要》，或《针灸捷法大全》，明代早期针灸学医著，由明代

① 艾莹. 古代针灸歌赋的文献研究[D]. 济南：山东中医药大学，2011：60
② 艾莹. 古代针灸歌赋的文献研究[D]. 济南：山东中医药大学，2011：8
③ 《中华医学名著宝库》编辑委员会. 针灸（上、下册）[M]. 北京：九州图书出版社，1999：225
④ 金·何若愚，阎明广. 子午流注针经
⑤ 艾莹. 古代针灸歌赋的文献研究[D]. 济南：山东中医药大学，2011：12-13
⑥ 元·王国瑞. 扁鹊神应针灸玉龙经

徐凤撰，约成书于 1439 年。《针灸大全》是对前人针灸资料的汇集整理，该书共有 6 卷，卷一为周身经穴赋、十二经脉歌、经穴起止歌等。这些歌诀简明扼要，既便于理解诵读，又易于记忆应用。如四总穴歌写道："肚腹三里留，腰背委中求，头项寻列缺，面口合谷收"，准确地概括了足三里、委中、列缺、合谷四要穴的治疗作用。千金十一穴歌则写道："三里内庭穴，肚腹中妙诀；曲池与合谷，头面病可彻；腰背痛相连，委中昆仑穴；胸项如有痛，后溪并列缺；环跳与阳陵，膝前兼腋胁；可补即留久，当泻即疏泄；三百六十名，十一千金穴"，介绍了足三里、内庭、曲池、合谷、委中、昆仑、后溪、列缺、环跳与阳陵十个常用穴的治疗功效[①]。

《针灸大成》，明代杨继洲撰，明万历二十九年（1601 年）刊行。其中卷二、卷三收录了著名的针灸歌赋多达 30 首，如《周身经穴赋》《百症赋》《标幽赋》《席弘赋》《五运主病歌》《六气为病歌》《百穴法歌》等。此外，杨继洲结合自己的临床经验，对《标幽赋》《金针赋》《通玄指要赋》和《玉龙赋》4 首歌诀作了详尽的注解。在古代的针灸专著中，该书收录的针灸歌赋数量是最多的，尤其是其中的《胜玉歌》，是作者根据杨氏家传医疗经验原创的[②]。

除以上列举书籍外，其他很多医学著作中也有针灸歌赋的记载，如明代刘纯《医经小学》中记载了"十二经脉歌""奇经八脉歌"；高武的《针灸聚英》则载有"肘后歌""百症赋"等歌赋达 65 首；吴崑的《针方六集》（1618 年）中载有歌赋 14 首；张景岳的《类经图翼》与《类经附翼》中载有歌赋 23 首。到清代，针灸歌赋数量更为庞大，如吴谦等编著的《医宗金鉴·刺灸心法要诀》中载有歌赋 40 首；佚名氏的《凌门传授铜人指穴》（1662年）中载有歌赋 44 首；李学川的《针灸逢源》中载有歌赋 19 首[③]。清代的针灸歌赋不单数量众多，而且呈现出的更大特点是通俗易懂，对针灸知识的推广与普及起到了积极作用[④]。

5.1.5　其他临床歌赋

在针灸以外，歌赋基本应用至各专科中，包括伤寒、温病、内外妇儿等。

伤寒专科中所涉及的经典歌赋有宋代钱闻礼的《伤寒百问歌》、许叔微的《伤寒百证歌》、清代吴谦的《医宗金鉴·伤寒心法要诀》等。如《伤寒心法要诀》所载："少阴阳邪脉证：少阴阳邪沉细数，口燥咽干大承汤，少阴心烦不得卧，黄连阿胶是主方。"

涉及温病的歌赋有清代钱文骥的《温病条辨症方歌括》、王泰林的《王旭高医书六种·薛氏湿热论歌括》等。《温病条辨症方歌括》中载："温病邪干手太阴，脉兼动数尺肤薰；头痛两寸兼浮大，自汗烧干咳不停。风自东来阳发泄，脏气遏郁肺先承，不同寒症凉传腑，记取阴阳两法门。"

内科的助学歌赋有《医宗金鉴·杂病心法要诀》《医宗说约歌诀》等。陈修园的《医学三字经》中也有相关内容，如关于中风的歌诀："人百病，首中风。骤然得，八方通。闭与脱，大不同。开邪闭，续命雄。"

妇科中涉及的有《妇科心法要诀》《妇人经产杂病歌》《傅氏女科歌诀》《邵氏女科歌诀》等。如《妇科心法要诀》中对妇女不孕的描述："不孕之故伤任冲，不调带下经漏崩。或因

① 傅维康. 针灸推拿学史[M]. 上海：上海古籍出版社，1991：179-180
② 张晶. 针灸大成的文献研究[D]. 济南：山东中医药大学，2012：34-35
③ 武晓冬. 古代针灸治疗歌赋腧穴主治探讨[D]. 北京：中国中医研究院，2005：12-13
④ 傅维康. 针灸推拿学史[M]. 上海：上海古籍出版社，1991，5：219

积血胞寒热，痰饮脂膜病子宫。"

儿科歌赋有《幼科杂病心法要诀》《小儿病三字经》《万氏儿科歌赋》等。如《幼科杂病心法要诀》中对新生儿哺乳症状的描述："儿生能乳本天然，若不吮兮必有缘。腹中秽恶未下净，或在胎中素禀寒。"

外科歌赋有《外科心法要诀》《外科三字经》《外科六气感证歌》等。如清代高思敬的《外科三字经》中对痈疽的描述："论痈疽，识阴阳，疽属阴，痈属阳。"

在痘疹专科中，还有最为著名的痘疹药性五赋，即元代黄石峰《秘传痘疹玉髓》（1300年）中的"痘药囊赋"与明代翁仲仁《痘疹金镜录》（1519年）中的"金镜赋""节制赋""权宜赋""指南赋"四赋，分别介绍了痘疹不同阶段的方药、功能主治、禁忌等。如"节制赋"中云："发散乃是先锋，温补总为截阵"[1]。痘疹用药歌赋中较为出名的还有明代万全的《片玉痘疹》（1582年），该书卷一中有："其诸药物，各有主张。春夏桂枝而少服，秋冬芩连而莫尝。疮若干枯，白术非宜用之品；色如红艳，黄芪岂收工之良。里虚少食者，勿投枳实；表虚多毒者，休使生姜"[2]。

眼科歌诀中仍属《医宗金鉴·眼科心法要诀》为详细，如其中对白内障的描述："白翳黄心内障证，四周白色内中黄，大小眦中微带赤，翳阴黑珠障内光"[3]。

5.1.6　技术特征分析

从传播技术角度来分析，传统医学歌诀总体呈现出应用目的清晰、编写形式灵活、语句充满韵味、内容短小精悍、信息容量恰当、传播内容综合等特点；而从应用效果角度来看，主要则具有影响范围大、传播时间长的特点。

（1）应用目的的清晰：医学歌诀可读性很强，编写目的也非常清楚，即为了便于学习、便于记忆、应用于医学教学，且多为医学生入门教材。如在明代，太医院科类齐全，按13个专科进行教学，使用的教材有《素问》《难经》《脉诀》等，以及各科的重要典籍，所有这些都必须熟读精解；而且考核要求极其严格，考题都出自这些经典，主要考核方式为笔试。这些经典总体信息量大，古籍多，阅读难度高。于是一些医家为了让医学生能更好地掌握相关知识就开始着手编写通俗读物，而且多以韵文形式呈现，如1294年周天锡编撰的《图经备要本草诗诀》、1388年刘纯所著《医经小学》、李梃于1576年编写的《医学入门》。

元至元三十一年，周天锡在《图经备要本草诗诀》序言中写道："今采其中切于日用药品三百六十五种，托诸韵句，以备习读"[4]。

明洪武二十一年，刘纯在《医经小学》的序言中提到，古代先贤留下了《黄帝内经》《难经》《脉经》等著作，但随着时间推移，导致"经去圣远，遗文错简，后学专方而惑意"；为此，在参照朱丹溪等医家经验的基础上，"不自揆度，窃以先生之旨，辑其医之可法，本诸经论之精微，节目更为定次，歌语引例具图，以便记习"[5]，因此，书中采用歌诀、图形相结合的方式来帮助学习，这个时候的医家已经开始系统地采用多种综合技术促进学习了。

① 纪征瀚. 古本草歌赋的文献研究[D]. 北京：中国中医研究院，2005：23
② 明·万全. 痘疹碎金赋. 万氏秘传片玉痘疹. 卷一
③ 方文贤. 传统中医入门必读歌诀[M]. 北京：中国中医药出版社，2012：436
④ 元·周天锡撰，郑金生点校. 海外回归中医善本古籍丛书第九册[M]. 北京：人民卫生出版社，2003：3
⑤ 明·刘纯. 医经小学[M]. 序

而明正统四年，杨士奇为《医经小学》所写序中提到：“历代明于医者皆有著书，去古愈远，后生晚出，往往不究宗旨，甚者于脉证阴阳表里经络气运之说一切懵然，唯执前人一定之方，以待病者用，觊幸于万一，而使斯民不幸，不获保终其天年者，盖莫甚于今”，概述了当时学医之难，以及学医不精所带来的严重后果；“撮其切要，缀为韵语，类粹以便初学，本末条理，明切简备，医学之指南而端本之书也”，对《医经小学》的编写方式、使用目的及其重要的教学价值进行了高度概括。

在《医学入门》一书中，同样可以发现类似的记载，万历三年，李梴在该书序言中提到“其所以倏尔闭户四祀，寓目古今方论，论其要，括其词，发其隐而类编之，分注之，令人可读而悟于心，临证应手而不苦于折肱”①（图 5-3），该书的编写目的也是极其清楚的，那就是为了增加可读性。

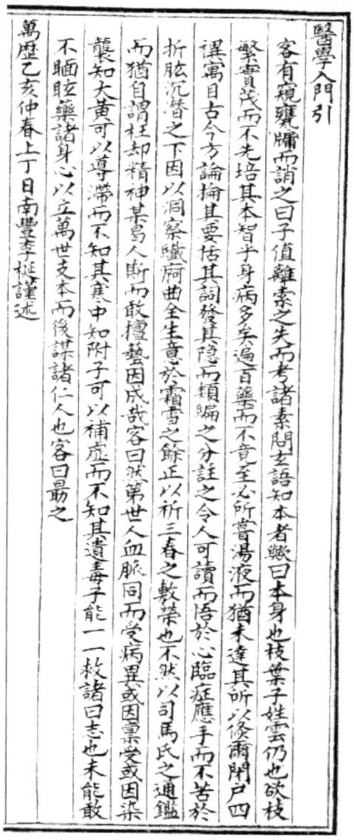
醫學入門引
客有窺𥨊牖而請之曰子值雜家之失而考諸素問玄語知本者歟曰本身也枝葉子姓云仍也砍枝
繁實茂而不先培其本智乎身病多矣遍百藥而不啻至必所嘗湯液而猶未達其所以後爾閉户四
祺寓目古今方論論其要括其詞發其隱而類編之分註之令人可讀而悟於心臨症應手而不苦於
折肱沉潛之下因以洞察臟腑曲全生意於霜雪之餘正以祈三春之敷榮也不然以司馬氏之通鑑
而猶自謂柱知精神某爲人斯而敢擅藝因成哉客曰然第世人血脈同而受病異或因禀受或因染
襲知大黄可以導滯而不知其寒中知附子可以補虛而不知其遺毒子能一一救諸曰志也未能敢
不緬眩藥諸身心以立萬世支本而後謀諸仁人也客曰勗之
萬曆乙亥仲春上丁日南豐李梴謹述

图 5-3　《医学入门·序》

李经纬教授认为，这些载有大量韵文的通俗读物不一定是明代太医院学生的教科书，但肯定是入门或参考书籍②。

（2）内容编制短小精悍：诗歌，是以文字精练见长的文学体裁。作为学习辅助歌赋，医学歌诀也以短小精炼而流传。以清代陈修园《医学三字经》为例，“医之始、本岐黄、灵枢作、素问详、难经出、更洋洋、越汉季、有南阳、六经辨、圣道彰、伤寒著、金匮藏、垂方法、立津梁……”开篇第一节介绍了中医起源及传承发展，从岐伯、黄帝起，到张仲景、李东垣、刘河间、朱丹溪、张子和、王肯堂、薛己、李士材、李时珍、徐大椿等各时期对医学发展有重大影响的医家及学术思想都有简要介绍；涉及的医学名著有《灵枢》《素问》《难经》《伤寒论》《金匮要略》《备急千金要方》及《外台秘要》等，几乎就是一部中国传统医学发展史。歌中涵盖数千年历史，仅用三言句式共 78 行 234 字。

为了帮助记忆药物配伍中的禁忌，古代医家创作的“十八反”与“十九畏”歌，是歌诀精炼文字的又一典型范例。以张子和《儒门事亲》中“十八反歌”为例，“本草明言十八反，半蒌贝蔹芨攻乌。藻戟遂芫俱战草，诸参辛芍叛藜芦。”介绍了三组 18 味会产生不良反应甚至中毒的药物，即甘草反甘遂、京大戟、海藻、芫花；乌头反半夏、瓜蒌、贝母、白蔹、白及；藜芦反人参、南沙参、丹参、玄参、苦参、细辛、芍药，全文共 4 句 28 字。以刘纯《医经小学》“十九畏歌”为例，“硫黄原是火中精，朴硝一见便相争。水银莫与砒霜见，狼毒最怕密陀僧……”，其中介绍了 19 种相互作用降低甚至破坏药效的药物，全文共 14 句 98 字，简明扼要，极易背诵。

再比如明代龚廷贤的《药性歌括四百味》，其中介绍了 400 余味常用药物，每味药物均为四句四言歌诀概括，如对甘草的描述：“甘草甘温，调和诸药，炙则温中，生则泻火”；当归则是：“当归甘温，生血补心，扶虚益损，逐淤生新”，全文 6000 余字，囊括了中医药物学的大部分常用药物及其药性。同是明代，《本草纲目》全文介绍了 1892 种药物，字数

① 明 · 李梴. 医学入门[M]. 上海：扫叶山房石印本. 序

② 李经纬. 中国医学通史（古代卷）[M]. 北京：人民卫生出版社，2000：488

达 190 万。到今日，以中国中医药出版社 2007 年 1 月出版，高学敏编著的《中药学》为例，其中介绍了 470 余味药，字数达 80 余万。可见，在普通的《中药学》著作中，每味药物的介绍文字量是歌诀的上百倍。

（3）传播文体韵律生动：韵文，依照一定韵律格式创作的文学作品，常见形式有诗、词、歌、曲、赋等。无论是什么格式的文体，都有一个共同的特征，即语句结尾尽可能用相同或相近韵脚，以保持语句的格律。在中国古代医学学习歌诀中，这个特点非常明显。

以"五味异功散"为例，该方主治小儿脾胃虚寒，气虚不摄；载于宋代名医钱乙的《小儿药证直诀》，清代陈修园的《时方歌括》中记载了该方的助记歌诀，全文为："苓术参甘四味同，方名君子取谦冲；增来陈夏痰涎涤，再入香砂痞满通；水谷精微阴以化，阳和布护气斯充；若删半夏六君内，钱氏书中有异功"[①]。全文共 8 句，基本是仿律诗格式撰写；偶句结尾分别为"冲""通""充""功"，均为"ong"的韵脚。再以"百合地黄汤"为例，该方以滋阴清热为主，是汉代张仲景《金匮要略》记载验方，清代陈修园、陈元犀的《金匮方歌括》中记载了该方助学歌诀："不经汗下吐诸伤，形但如初守太阳；地汁一升百合七，阴柔最是化阳刚"。歌中共 4 句，基本依照七言绝句形式撰写，其中一二四句的结尾为"伤""阳""刚"，韵脚均为"ang"。这些歌诀韵律丰富，阅读起来朗朗上口，对记忆确有帮助。

（4）传播内容高度综合：医学歌诀历经千年的发展，形式从简易的口诀发展成韵律诗歌；篇幅从医著中的片段杂记发展成歌诀专著；内容也从单一药性或症状的记述发展成症、诊、疗、药综合为一的长篇歌赋。

有的歌诀是专为记忆某一单一技能知识而创作，如某一经脉，或某一诊法，亦或某一类药物。明代李时珍的《频湖脉学》中就有专为学习脉诊部位和诊法知识的"脉学四言诀"："初持脉时，令仰其掌，掌后高骨，是谓关上。关前为阳，关后为阴，阳寸阴尺，先后推寻"。歌诀开头即把寸、关、尺的位置先交代清楚。

在方剂歌诀中，包含的学习内容极其丰富。以"温胆汤"为例，该汤剂源自宋代陈言的《三因极一病证方论》，清代吴谦的《医宗金鉴·伤寒心法要诀》中载有温胆汤方歌："伤寒病后液津干，虚烦呕渴不成眠；乃是竹叶石膏证，胆经饮热此方先；口苦呕涎烦惊悸，半苓橘草枳竹煎；气虚加参渴去半，再加麦粉热芩连。"[②]从歌中可以看到，最前面三句，"伤寒病后液津干，虚烦呕渴不成眠；乃是竹叶石膏证"，首先解释伤寒病后"燥渴虚烦"这些症状属于竹叶石膏汤证，而不是温胆汤证。然后第四五句"胆经饮热此方先；口苦呕涎烦惊悸"，如果少阳胆经饮热，就会有口苦、呕烦、惊悸等症状，这才是温胆汤证。最后六到八句"半苓橘草枳竹煎；气虚加参渴去半，再加麦粉热芩连"，详细介绍了温胆汤的方剂由半夏、茯苓、橘皮、甘草、枳实、竹茹组成；如果有形气都虚的症状或因汗、吐、下后及气虚，就加入人参；如果会觉得渴就去掉半夏，加入麦冬、天花粉，用来生津；若有热证，就加黄芩和黄连，用来清热。从这首歌诀可以看到，第四、五两句描述该方适用症状，第六句交代汤剂的成分及炮制办法，第七、八两句介绍药味随证加减的办法，而第一、二、三句则交代了相似证候的区别，起到提醒的作用。在这短短 8 句 56 字中包含了症状、诊法、用药、剂型、变化、注意事项等内容，信息量可谓是高度浓缩。

---

① 方文贤，方杰，李鹏泰. 传统中医入门必读歌诀[M]. 北京：中国中医药出版社，2012：114
② 方文贤，方杰，李鹏泰. 传统中医入门必读歌诀[M]. 北京：中国中医药出版社，2012：201

在针灸歌赋中，有些歌诀内容也不仅仅局限在对某一针法的介绍，而是症诊针法合而为一。以"马丹阳天星十二穴治杂病歌"为例，该歌诀见载于明代杨继洲的《针灸大成》，其中对足三里穴介绍的歌诀是："三里膝眼下，三寸两筋间。能通心腹胀，善治胃中寒。肠鸣并泄泻，腿肿膝胻酸。伤寒羸瘦损，气蛊及诸般。年过三旬后，针灸眼便宽。取穴当审的，八分三壮安。"歌诀开头两句"三里膝眼下，三寸两筋间"，首先交代了足三里穴的位置，该穴位是胃经合穴，位于外膝眼（犊鼻）直下三寸，是保健要穴。随后第三句到第八句介绍该穴位主治病证，包括腹胀、腹泻、肠鸣、胃中寒邪、膝部和小腿酸痛肿胀，可以补伤寒后的瘦弱虚损，还可以治疗气臌等。第九句和第十句"年过三旬后，针灸眼便宽"，意思是对 30 岁以上的人，针灸足三里的保健作用更有效，可以使身体变得更强壮，眼睛也会更好。最后第十一、二句"取穴当审的，八分三壮安"，意思是取穴一定要准确，一般用针刺的话刺八分，用灸法的话，灸三壮。从这 12 句 60 个字中可以获取的信息有足三里穴的取穴位置、功能主治、适用人群、针法灸法等丰富内容。

（5）影响范围大：医学歌诀因短小、通俗、韵律等特点得以广为传播，尤其在明清两代更为普及。部分著名歌赋则是被反复引用和增补。

以四性《药性赋》为例。原作者佚名，源起约在金元时期。最早收录单行本的是明内府刻本《医要集览》；此后，明代胡文焕的《寿养丛书》中载有《新刻药性赋》；熊宗立也曾对《药性赋》进行过补遗；濮礼仪重校后编为《珍珠囊指掌补遗药性赋》；明太医院罗必炜、杨能儒的《太医院增补青囊药性赋直解》将前面的书都进行了合刻。除此以外，对其他著作中引用《药性赋》的情况做约略统计，见表 5-1[①]。

表 5-1 《药性赋》引用情况

年代	作者	书籍	篇章	引用
明，1545 年	郑宁	《药性要略大全》	卷一	医要集览
明，1549 年	彭用光	《体仁汇编》	卷五	医要集览
明，1573 年	周礼	《医圣阶梯》	卷九	选用四性《药性赋》大部分
明，1598 年	杜文燮	《药鉴》	卷一	在《药性赋》基础上增加
明，1641 年	蒋仪	《药镜》		药分四门体例
明，1644 年	王宗显	《医方捷径指南全书》	卷一	《珍珠囊指掌补遗药性赋》
清，1659 年	翟良	《医学启蒙汇编》	卷六	《珍珠囊指掌补遗药性赋》
清，1691 年	沈李龙	《食物本草会纂》	卷十一	《药性赋》
清，1695 年	夏鼎	《幼科铁镜》	卷六	在《药性赋》基础上筛选
清，1795 年	刘常彦	《医学全书》	卷一	《药性赋》
清，1844 年	廖云溪	《医学五则》	第一集	同《药性赋》
清，1871 年	尹乐巢	《医学捷要》	卷四	《药性赋》
清，1887 年	赵亮采	《医学小学本草快读贯注》		在《药性赋》基础上注解
清，1885 年	吴锡圭	《医门要诀》	上卷	《药性赋》续 136 味
清，1887 年	刘济川	《外科心法真验指掌》	亨部	《珍珠囊指掌补遗药性赋》
清，1908 年	佚名	《抄本药性赋》		《药性赋》

续表

① 纪征瀚. 古本草歌赋的文献研究[D]. 北京：中国中医研究院，2005：78-80

年代	作者	书籍	篇章	引用
清，1911 年	江秉乾	《家传医学入门》	上卷	同《药性赋》
清，1911 年	佚名	《脉诀药性病机赋》		同《药性赋》
清，不详	袁凤鸣	《药性三字经》		补续《药性赋》

（6）流传时间长：医学歌诀从产生起就呈现出顽强的生命力，现有歌赋文献大都出现在宋代以后，经过历代医家增删修补，在代代相传中为医学生，尤其是医学启蒙学习提供了便利。

妊娠服药
禁忌歌

起源于金元时期的"十八反""十九畏"及"妊娠禁忌药"等歌诀，直至今日依然在中医方剂学课程中发挥功效。《药性歌括四百味》为明代医家龚廷贤的作品，《汤头歌诀》为清代医家汪昂的作品。2005 年，辽宁中医药大学首创中医经典等级考试制度，考核学生对《黄帝内经》《伤寒论》等经典著作及"方剂歌诀"的掌握情况；2005 年制订了"辽宁中医药大学经典等级考试大纲"；2006年编写"经典等级考试手册"。"中药药性四百味""汤头歌诀"等经典歌诀均属于考核大纲范围[1]。这种形式得到陕西中医学院等院校的学习仿效。从中也可以看到中医经典歌诀对中医知识学习的重要作用。

元代胡仕可的《本草歌括》（1295 年），是早期本草类医学歌赋专著，原文已佚，但元明时期均有大量转载，如《医经小学》《医圣阶梯》《太医院增补医方捷径》《医方捷径指南全书》《补遗雷公炮制便览》等均有其相关内容，从中也可以看出歌赋对后世医学的促进作用。有研究对该书从 1295 年成书，到《医方捷径指南全书》（1644 年）的转载流传进行了考证[2]，大致情况见图 5-4。

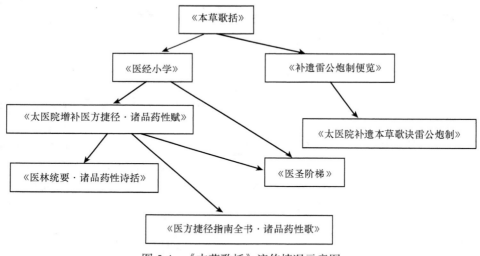

图 5-4 《本草歌括》流传情况示意图

5.2 动作套路

当人类还处于蒙昧状态时，面对疾痛往往束手无策，后来慢慢发现对某些病痛部位叩打按摩或模仿动物拉伸动作时，病痛会得到一定程度的缓解，由此产生了按摩导引，进而

---

① 辽宁中医药大学教务处. 特色建设[EB/OL]. http://jwc.lnutcm.edu.cn/61[2014-11-11]
② 纪征瀚. 古本草歌赋的文献研究[D]. 北京：中国中医研究院，2005：87

成为原始舞蹈。若追溯起源，导引术与舞蹈均可从古代原始舞蹈中发现痕迹，单从动作套路设计角度来分析，两者并无绝对区别，但两者目的截然不同，导引术以健身为目的，而舞蹈虽不排斥其健身作用，其终极目标为审美需要，最终归属于艺术范畴。《吕氏春秋·古乐》中记载："昔陶唐氏之始，阴多滞伏而湛积，水道壅塞，不行其原，民气郁阏而滞著，筋骨瑟缩不达，故作为舞宣导之"[①]。其中的"舞"即是早期的导引术，后又被称为"戏"。此后随着按摩导引动作的系统化，原始舞蹈相继演变为巫术、方术、道术等形式，逐步出现了五禽戏、八段锦等动作套路，直至今天的健身武术、养生气功。而动作套路的设计目的也由开始的治疗疾病扩展到了养生保健领域。当人们的物质生活足够丰富后，养生、长寿成为很多人期许的愿望，上至帝王将相、下到庶民百姓兼而有之。因此，简单易行的动作套路成为人们普及养生保健知识最为实用的途径。

动作套路，常指成套的动作程式、技巧或方法等；在本书即指以治疗或保健为目的而专门设计的系列动作，如呼吸或肢体运动，也可称为健身动作套路，古代称之为导引术。其中导引包含两重含义，分别是导引经络令其通畅，引导气血令其平和（傅秦增，2005），即将呼吸运动、肢体运动和意念活动三者相结合，以疏导气血、引治疾病为目的的健身手段。而王敬浩认为导引术是以运动肢体为主要特征，由仿生动作发展而来，不断融入、运用医学理论，结合呼吸调节的传统健身方式[②]。在陶弘景的《养性延命录》中也将导引分为吐纳呼吸导引法、肢体运动导引法、自我按摩导引法三类[③]。

对于不同的动作套路，也可以从以下两个角度进行区分。根据动作套路设计目的可以将各类动作套路分为两类，一类是以治疗疾病为目的，被动的按摩推拿手段，可以称为康复套路。这些康复套路在颈肩腰腿痛等伤科病证治疗中应用较多，如肩周炎、各型颈椎病、腰椎间盘突出症、急性腰扭伤、梨状肌综合征、菱形肌损伤、膝痛症等。另一类以养生保健为目的，如主动的关节运动，也可以称为养生套路。根据动作套路设计出发点则可以将各类动作套路分为两类，一类是依照动物伸引动作而创立，可以将其称为仿生套路；另一类则是依据专门的疾病治疗或养生需求而创立，可以将其称为自创套路。

5.2.1　仿生套路

导引术的动作套路是从模拟动物活动和模仿人们的日常生活动作开始的，人们在对一些强壮或长寿的动物动作进行模仿后能够感觉身体更加舒适。这些动作一般都不是日常生活中的常有动作，从全面运动肢体的角度来说是有积极意义的，也符合今日的仿生学的原理。典籍及出土文物中留有大量相关记载，如《庄子·刻意》中记载："吹呴呼吸，吐故纳新，熊经鸟伸，为兽而矣。此导引之士，养形之人，彭祖寿考之所好者也"[④]，因此也被称为庄子二禽戏。《淮南子·精神训》中记载："是故真人之所游，若吹呴呼吸，吐故纳新，熊经鸟伸，凫浴蝯躩，鸱视虎顾，是养形之人也"，其中涉及"熊经鸟伸，凫浴蝯躩，鸱视虎顾"，因此也被称为淮南子六禽戏。华佗创五禽之戏，其中有虎、鹿、熊、猿、鸟。葛洪《抱朴子·杂应》中载："龙导虎引，熊经龟咽，燕飞蛇屈鸟伸……猿据兔惊"，因而也被称为抱朴子九禽戏。马王堆汉墓《导引图》中载有"熊经、鸟申、鹞北、鹤潭、鹯势、龙登、

---

① 吕氏春秋·古乐

② 王敬浩. 中国传统运动养生方法的历史演变[J]. 体育文化导刊，2008，（3）：98

③ 张怡雯，王兴伊. 陶弘景《养性延命录》中的导引养生法[J]. 中医药文化，2013，（6）：40-41

④ 庄子·刻意

满蹶、沐猴讙、猿呼、猿据、鳖狼、犬恳" 12 种动作,其中动物共有 8 种,也暂且称为马王堆导引术或八禽戏。张家山汉墓出土的《引书》中载有"尺污(蠖)、鸢沃、枭栗、龚(龙)兴、蛇垔、受(爰)据、虎引、复鹿、虎偃、(甫莫)踊蟆、度狼、熊经、虎顾、猿行、堂落(螳螂)、鸡信(伸)" 16 种动作,涉及动物共有 12 种,也暂且称为张家山十二禽戏①。由此可见,在汉代以前,仿生导引术已是极为普及的。目前文献相对丰富的是华佗五禽戏及马王堆导引术。

(1)华佗五禽戏:最为著名的导引之术当数华佗五禽戏。华佗,字元化,东汉沛国谯人(今安徽亳县范围),杰出医学家,以临床外科闻名于世。他的养生医术流传至今的即是五禽戏。

华佗创五禽戏的事实在《三国志》《后汉书》等史籍中均有相关记述。《三国志·魏书·二十九》中记载:"广陵吴普、彭城樊阿皆从佗学。普依准佗治,多所全济。佗语普曰:'人体欲得劳动,但不当使极尔。动摇则谷气得消,血脉流通,病不得生,譬犹户枢不朽是也。是以古之仙者为导引之事,熊颈鸱顾,引輓腰体,动诸关节,以求难老。吾有一术,名五禽之戏,一曰虎,二曰鹿,三曰熊,四曰猿,五曰鸟,亦以除疾,并利蹄足,以当导引。体中不快,起作一禽之戏,沾濡汗出,因上著粉,身体轻便,腹中欲食。'普施行之,年九十馀,耳目聪明,齿牙完坚。阿善针术。"《后汉书·方术列传》也有类似记载。从中可以看到,五禽戏所依托生活经验基础"譬犹户枢不朽是也";目的为"亦以除疾,并利蹄足";仿生原型"一曰虎,二曰鹿,三曰熊,四曰猿,五曰鸟"(图 5-5);练习办法"体中不快,起作一禽之戏";运动量控制"沾濡汗出……身体轻便,腹中欲食";养生保健效果"年九十馀,耳目聪明,齿牙完坚"等相关内容均有介绍。

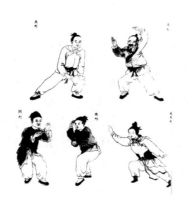

图 5-5 华佗五禽戏(截自《赤凤髓》)

五禽戏究竟有何健身作用,研究者观点各异,但总体观点类似,即各种动物生活习性千差万别,若能借助动物不同的肢体优势和运动特性,模拟动物的动作,以增加人体日常活动中缺乏运动部位的锻炼来促进人体健康状况的全面提高。如虎戏,模拟虎扑,应当是锻炼上肢,尤其是身体肌腱、骨骼、关节等部位;鹿戏,模拟鹿的伸展,应当对头颈、椎关节均有益处,也有认为可以舒缓筋脉、强肝益肾、增强脾胃;熊戏,模拟熊的攀爬扛撞等动作,应当对腹部、肢体有益,帮助消化、促进睡眠;猿戏,模拟猿猴纵跳,应为锻炼下肢、耳聪目明、增强记忆;鸟戏,模拟鸟类飞翔,应当可以舒筋活络、锻炼上肢、促进呼吸通畅与胸肺功能。

自五禽戏诞生 1800 余年的时光中,衍生出 20 余种不同版本,已形成五禽戏系列的导引术。明清时期就涌现出大量五禽戏的研究专著,最为著名的是明代周履靖的《赤凤髓》,其中将"华佗五禽戏"的动作套路绘成图案;清代曹若水的《万寿仙书》和席锡蕃的《五禽舞功法图说》等书中都详细介绍了五禽戏的动作套路,并辅以精美插图。五禽戏成为仿生类保健动作套路的经典范例。

(2)"马王堆"导引术:1974 年湖南长沙马王堆三号汉墓出土了现存最早的一卷保健

① 李文鸿,戴国斌,吕思泓. 从祛病到象征:古代导引术的历史演进[J]. 山东体育科技,2013,4:18

工笔彩色帛画《导引图》（图 5-6），这是公元前 3 世纪末的作品，也是一幅医疗体育图。图中彩色描绘了不同年岁的男女体操动作，旁边还附有简单的文字说明。《导引图》对于医疗体育史的研究具有重要的文献价值，该图时间久远、内容丰富、人物繁多、动作系统，弥补了古代文献中各种导引运动的文字为主、史料散失不全等不足之处，为古代导引术发展与演变提供了直观形象资料。

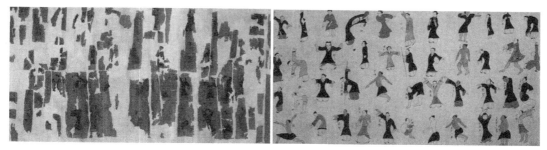

图 5-6　长沙马王堆汉墓出土帛画《导引图》及复原图

《导引图》原图为人物工笔彩绘帛书，高 50cm，长约 100cm。图中共绘有 44 个人物全身像，分四行排列，应当是代表了 44 种导引功法；人物有男、有女；衣着有穿长袍者，也有赤裸上身者；动作有坐姿、有站姿，有徒手运动的、也有持器械进行操练的，有双手抚膝的、也有仰举双臂的。其中有题记的 25 幅图，缺题记的 13 幅图，题记残缺的 6 幅图[①]。题记主要内容是两类，一是关于用导引术防治某些疾病的名称，如"引膝痛""引肤责"（去胸胁胀痛）、"引脾痛"等；另一类是介绍模仿动物动作的导引术式，如"鹞背"（鹞为鹰类的一种动物）、"龙登""信"（鸟伸）等；此外，从"印浑""笑狰"这些呼吸运动的标示可以看出，《导引图》中的动作是肢体动作与呼吸动作的混合运动。这种动作，应当是能起到伸展肢体、宣导气血、增强体质、防治疾病等作用。从题记名称看，这些导引术式可分为仿生功法和一般功法两类。

1984 年，湖北江陵张家山第 247 号汉墓出土大量文物，其中竹简 1236 枚，《引书》竹简 112 枚。墓葬时间当为吕后二年（公元前 186 年）或稍后不久，比马王堆汉墓还早 18 年。《引书》包括三部分：养生之道、导引术式及治病方法。《导引图》有图无文字说明，只有寥寥数字题名，《引书》丰富的文字解释，对《导引图》起到了补充解释作用。

5.2.2　自创套路

除了模仿动物之外，原始舞蹈、格斗动作、劳作姿势、渔猎动作、祭祀动作等，都成为人们创编养生保健动作套路的原型。诸如此类的导引健身法有很多，如《易筋经》《八段锦》《导引养生图》（梁代）、《婆罗门导引十二法》（明代）等。以下对《八段锦》《易筋经》《太极拳》等套路作简单介绍。

（1）八段锦："八段"表示套路由八节动作组成；"锦"是取"织锦"的柔和优美之意，是宋代编创的一套动作流畅、易学易练的导引之法，此功法注重调心、调息、调身三者结合，是呼吸、思维、肢体活动的综合运动。套路包括坐、立两种，动作规范，有导语歌诀，便于记忆，保健祛病效果显著。

---

① 姚海燕.《导引图》与《引书》的比较分析[J]. 中华医史杂志，2010，（9）：288

八段锦最早的记载是在晋代葛洪的《神仙传》中："士大夫学道者多矣，然所谓八段锦、六字气，特导引吐纳而已"。北宋洪迈《夷坚志》也有过相关文字，"尝以夜半时起坐，嘘吸按摩，行所谓八段锦者"。南宋绍兴二十一年（1151 年）刊行的晁公武《郡斋读书志》记载："《八段锦》一卷，不题撰人，吐故纳新之诀也"[①]。此后，明清两代的大量医著，如《修龄要旨》《夷门广牍·赤凤髓》《活人心法》《遵生八笺·延年却病笺》《类修要诀》《摄生总要》《三才图会》《心医集》《颐养铨要》《万寿仙书》《养生秘旨》《内外功图说辑要》等都有关于八段锦的记述；甚至朝鲜的《医方类聚》（1445 年）与《东医宝鉴》（1611 年）也有相关引用[②]。随后，这种形式得到迅速发展，先后演变出立式八段锦、四段锦、六段锦、十二段锦、十六段锦、二十四段锦，如元末明初冷谦的《修龄要旨》就有"十六段锦法"，乾隆三十六年（1771 年）徐文弼的《寿世传真》也有"十二段锦歌"；最终形成了一个庞杂的八段锦系统。八段锦门派繁多，早期流传的主要为坐式八段锦，到明清后立式八段锦开始盛行；后又以是否采用马步为标志，分为武八段与文八段，也称北派与南派。

（2）易筋经："易"通常被理解为变易、变化、改变；"筋"通常指筋脉、筋骨；"经"则为经典、方法。因此，"易筋经"从字面上可以理解为锻炼筋骨、强身健体、祛病延年的方法。相传为佛教东传时达摩和尚带来中原的导引之法，但又有观点认为应是明末天台紫凝道人创作。目前所能考证的早期版本为明天启四年抄本。

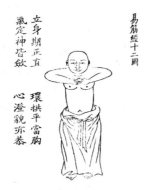

立身期正直
氣定神皆敛
環拱平當胸
心澄貌亦恭

易筋經十二圖

图 5-7 易筋经起手式——
韦驮献杵

易筋经分理论与实践两部分，理论部分由"总论""膜论""内壮论"三篇构成，以"筋"为核心，强调了筋骨在人体生命中的重要性；对"筋、膜、气"的关系作了论述。实践部分有全套锻炼动作十二势，如韦驮献杵势（图 5-7）、倒拽九牛尾势、九鬼拔马刀势等。

（3）太极拳：古时曾被称为"长拳""软手""棉圈""十三势"等。该拳法本是实战对抗套路，在历经演变后成为普及的强身保健套路。对于其起源也是众说纷纭，典型的有张三丰说、陈王廷说及戚继光说。至今主要流派有陈氏、杨氏、武氏、吴氏、孙氏等。

今天的太极拳体系内容丰富，包括太极养生理论、太极拳拳术套路、太极拳器械套路、太极推手及太极拳辅助训练法。其拳术套路有大架一路、二路、小架一路、二路等；器械套路有单双刀、单双剑、单双锏、棍、枪和青龙偃月刀等。从强身保健角度来说，太极拳是拳术、吐纳术、导引术三者的结合，是肢体运动与呼吸运动的综合运动项目。

5.2.3 技术特征分析

无论是何种形式的养生保健运动，其创作目的均是相同的，就是为了强身健体；而为了更好地让人们接受，这些套路也逐步地由单一、原始的动作形成了系统的动作套路。在对各种动作套路类型梳理后发现，这些动作套路整体呈现出趣味性、系统性、强针对性等鲜明特点。

---

① 翁士勋. 试论八段锦的发展与演变[J]. 浙江体育科学. 1998,（1）: 55
② 包来发. 八段锦简史[J]. 中医文献杂志，2001,（2）: 38-39

（1）传播形式的趣味性：用于养生保健的动作套路能流传至今，归根结底是因为普及面广；而能普及推广的决定因素不仅仅是简单易学，还有一点极为关键的是趣味性。

体现趣味性的第一点就是动作优美。如八段锦，锦的本意是有彩色花纹的丝织品，又通常被引申为精致、华美、高贵之物。八段锦以锦为名，一则说明这动作套路的姿势优美，如同丝帛一般柔软、绵长；再则也说明这套动作编排精致，动作完美，是强身健体的好方法。

再以太极拳为例，陈氏太极之前，太极拳依然以技击为主，因而还属于刚劲迅猛的套路。而传至杨氏太极，杨露禅等为了适应王公贵族中的老年人及女性学习，逐步将拳速改慢，去除了一些高难度动作，最终形成今日柔缓自然的现代太极。根据晚清太极泰斗吴图南记述："杨露禅教诸王公贝勒习太极拳，不能过于刚猛，只可授以轻柔缓和健体养生之拳，故有行功慢架之传"①。该拳法因呼吸、意念、导引、肢体运动完美结合，因动作优美、节奏舒缓而成为广大民众欢迎的运动项目。太极拳的功能也从技击更多转向了保健。

第二点即是动作原型的趣味性。如仿生套路中的五禽戏，动作原型取自虎、鹿、熊、猿、鸟等人们所熟知的动物。对这些动物的活动特性，人们均有一定程度的认识，因而对其动作进行的模仿难度相对较低，学习趣味容易增强。在各种保健动作套路的原型中，除了动物，人们还把其他各种来源于生活的物体或神佛等与动作名称予以对应，如易筋经中的"韦驮献杵"，韦驮即佛教护法神，为人们耳熟能详的一个佛教形象。

（2）套路编创的系统性：在流传至今的保健动作套路中，系统性是其表现出来的重要特点，主要体现在动作的编制、理论基础及功能完善程度上。

首先，系统性体现的是动作编制的连贯性，且有一定的度的把握。

从人们开始模拟动物或编创各种动作来达到祛病保健的目的开始，动作都是相对独立、相对单一的，历经千年的变化，逐步发展成为系统的动作套路。从典籍中可以知道，《尚书·益稷》记载："鸟兽跄跄""凤凰来仪""百兽率舞"，人们发现在模仿这些动作时能消除疲劳、振奋精神。而据推测，这阶段的模仿都是一些简单的动作、原始的模仿，包括庄子二禽戏的记载，没有系统介绍各种动作。甚至到《导引图》的出现，从图中动作原型的复杂、治疗疾病种类的繁多也可以知道，这些动作虽各有针对性，但相互之间应当没有太大联系，保健动作还未形成套路。

到华佗五禽戏开始：动作套路开始成型。以陶弘景《养性延命录》中记载的五禽戏动作为例，其中对虎戏的记录："虎戏者，四肢距地，前三掷，却二掷，长引腰，乍却，仰天，即返，距行，前、却各七过也"②。意思是像虎一样，四肢抓地，躯干向前挪动三次，再向后退两次，伸直腰部，把脚侧过来，向上蹬踏，再收回，这两个动作各做七次。从中可以看到，"前三掷""却二掷""各七过"，可见华佗五禽戏的编制不单动作有一定连贯性，而且运动量已有一定度的控制。同样，从八段锦可以知道，其中的"八"字，不仅是指整套动作有八段或八节，也隐含着该功法具有多种要素相互制约、相互联系的含义。由此可见，动作形成套路应当是在东汉时期。而动作形成套路的原因应当是因为这种连续运动形式便于学习，也达到一定的运动量，以使健身效果更加明显。

其次，系统性体现的是各种动作套路的理论形成了一定的逻辑性、合理性。

---

① 马有清. 吴图南太极功[M]. 北京：世界图书出版公司北京公司，2013：105
② 梁·陶弘景. 白话注释本——养性延命录[M]. 内蒙古科学技术出版社，2002，57

以华佗五禽戏为例，众多五禽戏研究学者认为，这个"五"字即包含了诸多传统经典理论中的各种要素。如五禽对应五行（金、木、水、火、土）、五色（青、赤、黄、白、黑），对应五时（春、夏、长夏、秋、冬）、五辰（平旦、日中、日西、日入、夜半）、五气（风、暑、湿、燥、寒）、消长（生、长、化、收、藏）等；对应人体五脏（肝、心、脾、肺、肾）、五腑（胆、小肠、胃、大肠、膀胱）、五形（筋、脉、肉、皮毛、骨）、五声（呼、笑、歌、哭、呻）、五蕴（血、志、津、气、精）等[①]。

再如太极拳，其中对太极的解读内容更为丰富。如《周易·系词传》"易有太极，是生两仪，两仪生四象"。太极图是阴阳鱼的组合体，代表万事万物的动态平衡。《太极拳论》中有"太极者，无极而生，阴阳之母，动之则分，静之则合，无过不及，随屈就伸。人刚我柔谓之走，我顺人背谓之粘"[②]。其中贯穿了阴阳理论，在拳法习练过程中，你进我退，你退我进，你实我虚，你虚我实，你刚我柔，你柔我刚，攻中有守，守中有攻，进中有退，退中有进，虚中有实，实中有虚，亦攻亦守，亦进亦退，亦虚亦实。

最后，系统性体现的是动作套路设计功能的全面性。

养生保健的目的是身心健康，而身心健康并非单指某些功能或某些肢体器官的健康，是为系统地增强人的整体健康状况。在养生动作套路的设计上，对锻炼功能的考虑也是比较全面的，通常都是调身、调息、调心的综合锻炼。

通过对华佗五禽戏的分析可以发现，五种动物原型除了是人们所熟悉的特征外，这些动物活动习性风格各异。猛虎是沉着威猛、鹿则轻灵舒缓、熊是厚重沉稳、猿猴是灵巧活泼、鸟类却是超然恬静。因此，勤练虎戏，能使周身肌腱、骨骼、关节增强；勤练鹿戏，能伸展筋脉、强壮体力；勤练猿戏，能灵活头脑、增强记忆；勤练熊戏，能使脾胃功能增强、促进消化与睡眠；勤练鸟戏，能加强肺呼吸功能。在结合五脏五行七情的基础上可以发现，心属火，在志为喜，喜伤心，虎戏作怒目威猛之势，即以怒抑喜，意即虎戏益心；肝属木，在志为怒，怒伤肝，鹿戏和顺恬愉，即以喜抑怒，可见鹿戏护肝；脾属土，在志为思，思伤脾，熊戏眯目颠晃作戏而一无所虑，故能抑思全神，可知熊戏益脾；肺属金，在志为悲，悲忧伤肺，猿戏兴高采烈，故能以喜胜忧，因此猿戏益肺；肾属水，在志为恐，恐伤肾，鸟戏沉着敏锐，处月夜而无所惊恐，故能以静祛恐，可见鸟戏强肾[③]。由此不难看出，五禽戏通过对姿势的调整、呼吸的锻炼、心神的修养，达到疏通筋脉、活跃气血、协调脏腑、平衡阴阳，达到培本扶元、抵御外邪、祛病强身的目的。

为了使人体功能得到系统全面的锻炼，这也是养生动作最终形成完善套路的一个重要原因。

（3）设计目标的针对性：据史书记载，4000多年前的中原地区曾经洪水泛滥，《尚书·尧典》记载："汤汤洪水方割，荡荡怀山襄陵，浩浩滔天，下民其咨，有能俾乂"，可见当时洪灾的严重程度；而在《吕氏春秋》《史记》典籍中也有类似记录。在这种自然背景下，人们患上风湿性疾病，出现筋骨关节疼痛等症状的概率极高。在医药学科欠发达的远古时期，导引产生的最初目的即是祛病。在保留了部分华佗佚文的《中藏经》中也有如下记载："导引可逐客邪于关节"，"宜导引而不导引，则使人邪侵关节，固结难通"。在明代高濂所编的《雅尚斋遵生八笺》中记载的《陈希夷导引坐功图》中不但介绍了如何按季节练功，

① 沈寿. 传统华佗五禽戏的导引理论浅探[J]. 成都体院学报，1982，（4）：20
② 郭厚福. 太极拳秘诀评解[M]. 天津：天津科学技术出版社，1993：1
③ 沈寿. 传统华佗五禽戏的导引理论浅探[J]. 成都体院学报，1982，（4）：21

而且对治疗什么疾病都有详细说明。

　　可见，导引动作套路从开始编创目标即是防治疾病，而主要针对的疾病从今天来看，应当是风湿病、类风湿、腰背病、虚劳病、坐骨神经痛等病证。

　　随着医药事业的发展，导引术在治病方面的诸多功能被针灸等各种治疗手段替代，但导引具有的增进消化、强健筋骨、促进血脉流通等效果，对于预防疾病来说意义非常。因此，导引动作套路设计的目的从治疗逐步转向预防，这点从明清以后各种养生动作套路被改进的情况可知，如太极拳的"慢练"；八段锦的由坐式改为立式等。我们可从中国新闻网的一则旧消息中看到：据不完全统计，包括中国在内，全球 150 多个国家和地区练习太极拳者已近 3 亿[①]。

　　① 中国新闻网. 全球练习人数近 3 亿[EB/OL]. http：//www.chinanews.com/cul/2011/01-20/2799081. shtml[2014-11-10]

第 6 章　蒙藏医学中的教育技术

在中国各民族的古代医学成就中，除了汉医学外，其他一些少数民族的医药贡献也同样是人类文明的宝贵财富，如以治疗高原疾病著称的藏医学；以治疗伤科见长的蒙医学；具有西域风格的维医学；以治疗肿瘤闻名的瑶医学；以草药著称的苗医学；以瘴蛊毒等见长的壮医学等。在这些民族医药成就的传承过程中，各民族人民也采用各种技术手段与方法来促进学习效率的提高，其中最为典型的范例有藏医中的曼唐、蒙医中的针灸铜人。

6.1　藏医中的教育技术：曼唐

从公元 7 世纪吐蕃赞普松赞干布弘扬佛教起，西藏历经统一、分裂，归属于元、明、清等发展阶段。在此期间，藏传佛教也经历了前弘期、朗达玛灭佛、后弘期、支派纷立、格鲁派成型等特定的历史变化。西藏逐渐发展成为政教合一的独特体制，藏文化也形成宗教色彩浓厚的特色文化。

藏医作为藏文化的重要组成部分，被称为藏族大"五明"之一。伴随着西藏的变革，藏医体系也从幼稚走向成熟，从蒙昧发展成为了特色鲜明的医学系统，成为中国传统医学中的重要分支。

藏医历史可追溯到公元前 4 世纪；而藏医的真正兴起应在松赞干布至赤祖德赞时期。总体而言，藏医学是在藏族传统医学理论的基础上，吸收和借鉴中医与印度医学理论而形成。

6.1.1　藏医教育形式

有学者把藏医教育的发展概括为四个阶段：①王宫御医形成及师承授受方式的藏医药教育。②兴办藏医学校阶段，如嘎玛王朝时期名医措其·白玛嘎布在日喀则创办了藏医讲习班直至五世达赖喇嘛时期；第司·桑杰嘉措[①]创建的"药王山医学利众寺"。③民主改革前后主要在寺庙中传习的藏医教育即"曼巴扎仓"。④十一届三中全会后的正规学校现代藏医教育[②]。

但就古代藏医教育组织形式来说，主要是两种形式：师承教育与寺院集体教育，如曼巴扎仓。师承教育是各种医学传承方式中最为主要的一种，有师承授受，也有家族继承。这种方式在藏医教育中同样是主要途径。随着藏传佛教的日趋鼎盛，寺院中的僧侣教育也逐步完善，其中，以格鲁派的教育体系最为完整。在格鲁派的大型寺院组织结构包括拉吉、扎仓、康村三级；将寺院喻为大学的话，扎仓就是二级学院，按学习内容分为居巴扎仓（密宗）、参尼扎仓（宗教哲学）、丁科扎仓（天文历算）、曼巴扎仓（医学）等。

---

① 第司·桑杰嘉措："第司"，西藏一官职名，又称"第悉""第巴""第斯"等，均为藏语音译；第司是达赖喇嘛和固始汗领导之下的总管全藏行政事务的政府首脑，相当于总理的地位。桑结嘉措，五世达赖时期重臣，任第司之职，名字也有多重音译，"桑结嘉措""桑吉嘉措""桑杰佳措"等。本书采用"第司.桑杰嘉措"用法，其他参引文献以原著译法为准

② 奇玲. 简述藏医药学教育形式的历史发展[C]. 中国民族医药学会首届研讨会论文汇编，1996

6.1.2 曼唐的演变

在藏医学知识以学科形态存在，并得以系统传承的数百年中，曾有一些媒体技术起到了重要的桥梁作用，如医学壁画、教学挂图。

在藏医学习过程中，《四部医典》是主要的理论书籍，也是传统藏医学的奠基之作，公元 8 世纪末由著名藏医学家宇妥·宁玛·元丹贡布（也有云丹贡布等译音）编著；之后经过数百年的增删修改，到公元 11 世纪，在其第十三代孙宇妥·萨玛·元丹贡布手中才最终形成今天的《四部医典》。《四部医典》也称《医方四续》或《医学四续》，其中包括：①根本医典，即本续或总则本，这部分是医典的理论基础，从藏医学的起源到生理、病理、药理等知识作了系统介绍；②论说医典，即论说续或论述本，其中介绍了人体结构、骨骼经络、诊断治疗、药物使用、疾病预防等内容；③秘诀医典，即秘诀续或秘诀本，这部分详细阐述了各种疾病的诊断和治疗方法，以及藏医养生知识；④后续医典，即后续或后续本，这部分详细介绍了脉诊、尿诊、舌诊等诊断方法，药物配伍、炮制方法，以及放血、火灸等外治方法[①]。为了将《四部医典》中抽象的以树为喻的医理知识更好地传授，曼巴扎仓的教学中采取了各种行之有效的教学方法。一是彩绘壁画，即将《四部医典》的知识以图形的形式画在扎仓的墙壁上，以备学僧们时时学习；二是制成曼唐，即把《四部医典》的内容形象化后制作成教学挂图：唐卡。

迄今为止，在一些格鲁派寺院中依然绘有大量医学壁画。以拉卜楞寺为例，该寺院位于甘肃省甘南藏族自治州夏河县，是藏传佛教格鲁派六大寺院之一，被誉为"世界藏学府"。有学者在对拉卜楞寺访问时记录到："穿过曼巴扎仓雕刻精美的木质大门，首先看到一个很大的四房庭院，青石板铺就的地面干净整洁。东面廊坊和南面大门两侧的墙壁上，绘有醒目的藏医学根本典籍《四部医典》的树喻图（图 6-1）。和常见的曼唐上用树的根、茎、叶形式来阐述藏医学的人体生理、病理、诊断和治疗理论，不同的是此处的树喻图是用来形象地讲述《四部医典》的篇章结构"[②]。辽宁省阜新蒙古族自治县瑞应寺是蒙古地区著名的藏传佛教寺庙，始建于 17 世纪末。寺内曼巴扎仓的墙壁上也绘有树喻图等图案。

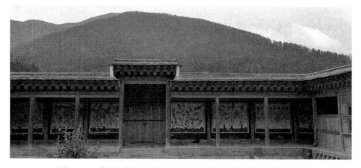

图 6-1 拉卜楞寺曼巴扎仓回廊上绘制的树喻图

但壁画是制作相对繁琐、受场地制约严重的教学方式。因此，唐卡以使用灵活、易保存保管等特点成为又一种便捷的医学知识载体。

① 杨睿. 夏河地区藏医药现状调查研究[D]. 兰州：兰州大学，2010：20
② 宗喀. 漾正冈布，端智，拉卜楞地区的传统医药[J]. 西北民族大学学报，2011.3：43

　　唐卡（Thang-ga）也称唐嘎或唐喀，是藏语译音，指供奉在藏传佛教寺院中的佛画，起源于吐蕃王朝时期。通常会用金银彩缎等贵重物品装裱，多为卷轴画以方便携带。唐卡按工艺分类，可分为绘画唐卡与丝织唐卡，绘画唐卡是以布或纸张作为材料绘制而成，也称"止唐"，其中根据不同颜色，又可细分为彩唐、金唐、红唐、黑唐与银唐；丝织唐卡则是以丝织物为材料制作而成，也称"国唐"，如刺绣、堆绣、织锦、缂丝等。按地域分类，可分为前藏唐卡与后藏唐卡，分别以刻画个人肖像与群体造型而著称。按绘画技法，又可分为门唐派、钦孜派、葛赤派等。

　　唐卡内容初时多取材于佛教故事，后逐步涉及藏族社会、经济、文化等各个领域，最终成为藏文化中的特色艺术。传世唐卡大都是藏传佛教和雍仲苯教作品，包括曼唐、德唐、协唐、孜唐和仲唐。德唐和协唐是以佛经故事为主要内容的唐卡；仲唐以格萨尔王的故事为主；孜唐以藏族的天文历算为主要内容；曼唐以藏医藏药为主要内容。专门用于医学教育的唐卡即称为"曼唐"。"曼"是医或药的意思，"唐"则是"唐卡"的简称。相对其他唐卡主要绘制宗教内容有所不同，曼唐描述了整个藏医学内容，因此曼唐应当是一种具有专业特点的唐卡。

　　在曼唐绘制之前，医学教学挂图已经在藏医教育中有相关记载。自从公元 8 世纪宇妥·宁玛·元丹贡布编著成藏医经典著作《医学四续》以来，就常有医家以画图辅助传讲。公元 8 世纪初，吐蕃王朝御医比吉赞巴希拉编撰了《尸体图鉴》一书，其中"尸体分布图"与"活体及尸体测量"图形被许多藏医著作转载，这些图形较完整地记录了藏医对腹腔器官的认识[1]。公元 12 世纪，宇妥·萨玛·元丹贡布在传讲《医学四续》时，也曾经绘制过接骨图形，并编纂了《脏腑解剖图》一书。公元 13 世纪，萨迦王朝名医章狄·班旦措谢编撰了《解剖明灯》和《药物蓝图》等专著，其中解剖图与药物图也是经典之作[2]。公元 14 世纪起，藏医药学有了较大的发展，出现了南方学派（苏派）和北方学派（强派）两大学术流派，他们在医学图形的绘制方面亦各有独到之处，强派擅长人物描绘，苏派精于药物写实。各派在传讲《医学四续》的过程中都编绘了大量药物图谱和医疗挂图，为《医学四续蓝琉璃》成套曼唐的诞生奠定了基础[3]。此外，在 18 世纪，青海贡本（塔尔寺）巴康（印经院）刻印了藏药药材图鉴《晶珠本草中所述本草图鉴`美奇目饰》，该书记载了大量药物图形（图 6-2、图 6-3），并在每页上标注了藏、蒙、汉三种文字的药物名称和详细注释[4]。从中也可以看出藏医学习中对图形的应用之广。

　　公元 17 世纪，第司·桑杰嘉措本着使人便于学习和理解藏医药知识的目的，亲自主持、召集全藏著名医学家和画家绘制教学挂图曼唐。关于编纂成套曼唐的目的，他在《藏医史》中写道："为了使《医学四续》通俗易懂，从渊博学者到初习学童均能理解，我们又着手编纂了成套的曼唐。借助它，可以使《医学四续》研习者对各章节内容，犹如托在掌心中的透明余甘子那样，一目了然。"后至公元 1696 年药王山利众医学院成立，该院在教学过程中进一步认识到了唐卡对传讲《医学四续》的重要性。

---

① 扎西东主，官却南见，俞欲贤，等. 藏医 80 幅曼唐的教学应用研究[J]. 中国民族医药杂志，2010，12：76
② 本考，杨乐. 浅谈德司·桑杰加措及其藏医教学挂图——曼唐[J]. 卫生职业教育，2009，27：44
③ 本考，杨乐. 浅谈德司·桑杰加措及其藏医教学挂图——曼唐[J]. 卫生职业教育，2009，27：44
④ 端智. 安多曼巴扎仓研究[D]，兰州：兰州大学，2013：112

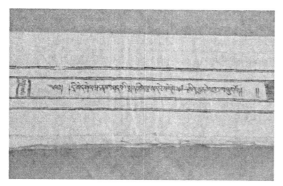

图 6-2　《美奇目饰》

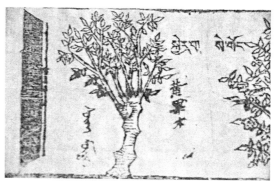

图 6-3　配有蒙藏汉三种文字说明的藏药材插图
（端智摄）

　　桑杰嘉措以北方学派名医伦顶·都孜吉美所绘的《医学四续》教学图画为蓝本，再结合自己所著的《医学四续蓝琉璃》的内容，综合各派画稿，增补必要内容，在公元 1688 年绘制完成了较完整的曼唐 60 幅。此后他又根据《月王药诊》等医学经典，补充了诊断、火灸等内容，并参照各地收集的新鲜药物标本，补绘了部分西藏特产草药。至 1704 年，他将全套曼唐增至 79 幅，共分 4 部分，"根本续" 4 幅，"论说续" 35 幅，"秘诀续" 16 幅，"后续" 24 幅。到 1923 年，原 "门孜康" 院长嵌饶诺布又增加了一幅历代藏医名医图[①]。至此，藏医中的瑰宝 80 幅 "曼唐" 得以最终定型，并延续至今（表 6-1）。

八十幅曼唐

表 6-1　80 幅曼唐内容简介

文献来源	内容模块	图画内容	图序	备注
第一部 "根本医典"	医药起源	药王和药王城	1	药王城的情况，《医学四续》的起源
	病理与治疗	生理和病理图	2	以菩提树的根、干、枝叶来比喻人体的生理功能和病理变化
		疾病的诊断	3	以菩提树的根、干、枝叶来比喻望、问、触三类疾病诊断方法
		疾病治疗图	4	以树的根、干、枝、叶介绍疾病治疗的饮食选择、起居调节、药物和治疗方法
第二部 "论述医典"	胚胎发育	人体的发育	5	药王的化身古珠热白益西传讲生育的道理和人体发育形成的过程；胎儿的形成、发育、分娩等需经历鱼、龟、猪三个阶段
	人体解剖构造	脉络和放血部位（正面）	6	人体正面的 77 个放血部位和重要白脉分布
		放血部位（背面）	7	人体背面的放血部位和脉络分布
		人体器官比喻	8	人体器官的形象比喻（五脏中、心为王、肺为臣、如臣亡、王亦死），用以说明器官的重要性及其关联
		骨骼正面图	9	人体骨骼分为 23 种，全身骨骼包括牙齿在内共计 306 块，全身共有脊椎骨 28 块；肋骨 24 条，牙齿 32 颗，还计数了肌膜和毛发
		骨骼背面图	10	从背面视角介绍骨骼
		人体脉络正面图	11	根据《蓝琉璃》第四章有关人体正面脉络和人体测量单位内容绘制

---

① 扎西东主，官却南见，俞斜贤，等，藏医 80 幅曼唐的教学应用研究[J]. 中国民族医药杂志，2010，12：76

续表

文献来源	内容模块	图画内容	图序	备注
第二部"论述医典"	人体解剖构造	人体脉络背面图	12	根据《蓝琉璃》第四章有关人体正面脉络和人体测量单位内容绘制，标注有放血部位
		人体连接脉图	13	介绍人体连接脉中的120支连接皮和肉的脉向外分布，每支又分为700个分支，连接脉中向内分布的120支，连接脏和腑，每支也分为700个分支
		人体脉网图	14	介绍脉网、命脉和索卡学派确定的77个放血治疗的部位
		人体白脉图	15	白脉即神经系统，包括大脑、小脑、延脑、脊髓及多种神经；白脉发源于脑髓，似叶脉状下行。脑为脉之海，色白、粗细如中等竹竿般，性质属五元中的土、水元。脑、髓中有500支水脉，司五官感觉。自脑延下行的白脉共有19支，司运动。其中有13支隐脉，分布于胸、腹部各脏腑；分布在四肢上的有6支显脉，每支又可分4小支，双腿各1支，每支由8个分支①。
		要害部位图	16	描绘人体要害部位，如肉、脂、骨、白脉、黑脉、脏腑6类
		骨骼和白脉要害部位图	17	人体的要害部位有肌肉、脂、骨骼、筋健、脏器与腑府、脉络7种；骨骼的32个要害处；白脉的14个部位；96处较为突出的要害部位
		生理特征和人的类型图	18	人的生理特征和人的区别；主要是年龄、性别、体型的区别
	死亡征兆	人的死亡征兆一	19	据《四部医典·论述本集》第七章编绘
		人的死亡征兆二	20	介绍五段内容：①健康、长寿、安乐的吉祥梦兆；②死亡征兆；③濒死征兆；④临死表现；⑤死兆禳解
		疾病的病因、症状和归类	21	据《四部医典·论述本集》第八至十二章内容综合编绘
	日常行为	起居图	22	日常起居、季节起居、临床起居等内容；将身、语、意三门所做的一切活动称之行为起居
	饮食及中毒	饮食图	23	介绍饮食的合理得当与人的生命健康
		饮食调配、食物中毒	24	介绍食物的合理搭配
	药物	药物的来源、效能	25	药物源于五元，即土、水、火、风、空
		药物的效能	26~30	药物的效能与种类内容
		补充药物	31~33	补充的药物，新增补珍宝类药物玛瑙、老灰菜、松、白艾蒿、白杨、黑乌头、毛诃子、羊毒等
		药物的分类	34、35	从药物性能、主治疾病的关联进行描绘，有治疗热性病的药物；治疗血病的药物；治疗瘟疫的药物；治疗龙赤巴混合病的药物；治疗龙培根混合病的药物及治疗寒热病的药物

---

① 根桑. 论唐卡艺术在藏医药学中的应用[D]. 北京：中央民族大学，2009：25

续表

文献来源	内容模块	图画内容	图序	备注
第二部"论述医典"	外科器械	医疗器械	36	介绍了各种探针、割痔疮器械、手术钳子、手术镊、手术刀、穿刺针、挖匙及骨锯等 17 类医疗器械
	疾病预防	防病、诊断原则和治疗方法	37、38	描绘了防病养生行医要诀，接受与拒绝诊治的标准、治疗原则、尝试性治疗和对龙、赤巴、培根病的治疗等内容
	医德	医德	39	主要内容是介绍产生疾病的根源是"五毒"、"三鬼"，致病的灾难有 360 种，其中 13 种是拙劣的医师
第三部"秘诀医典"	火灸穴位	火灸、穿刺及放血穴位	40、41	火灸、穿刺及放血穴位的正背面图
	不同病因	病因描绘	42～48	根据《四部医典·秘诀本集》第二至八十二章内容所绘编
	内脏解剖图	人体脉络正面和头型分类	49	描绘了头、颈、躯干、四肢外伤，人体脉络正面、头部测量、脉络、龙形头等 7 个头型，以及脏腑黑脉（动脉）、肝、脾、肾、生殖器官脉、脏腑白脉（静脉及神经）、心脏脉络丝、肺、胆、大小肠脉
		人体脉络背面和外伤	50	描绘了头部、颈部、上下体腔及四肢的创伤疗法
		人体脏腑解剖	51	介绍了人体脏腑解剖的形态
		人体解剖的度量	52	包括人体正、侧面；人体坐像侧面与胸腹的画法为洛扎门唐巴制订的划格绘图方法；图中还绘有人体正、背面的解剖度量
	毒物	配毒、中毒、毒物来历	53	根据《四部医典·秘诀本集》第八十七至八十九章内容编绘
	养生法	藏医养生，西天极乐世界	54	介绍了藏医养生之道、西天极乐世界及六道众生图
		藏医养生	55	描绘藏医学养生的内容，如日常起居养生、时令养生、饮食养生、生理养生等；另外还附有"诸神佛"、"无量宫"、"六道图"
第四部"后续医典"	诊断方法	脉诊	56～64	介绍了脉诊及尿诊的部分内容。如切脉前的准备工作、切脉的时间、部位、指力、脉与脏腑、脉性、季节、切脉预卜法、脉象及脉率和各种疾病的脉象等内容；还有死亡兆象脉、命脉
		尿诊图	64～68	根据《四部医典·后续本集》第二章尿诊内容编绘
		舌诊图	69	藏医舌诊、治疗的原则、制药、采药及炮制涂剂
	治疗方法	泻下、催吐、滴鼻、灌肠	70	介绍藏医的治疗方法有一般治疗法和具体治疗法共计 18 种
		灌肠、赶治、放血图	71	主要描绘了灌肠治疗实施中出现意外的救治和放血疗法
		放血穴位，火灸图	72	根据《四部医典·后续本集》第二十、二十一章放血及火灸治疗法的内容进行编绘
		火灸穴位与穿刺部位	73	根据《四部医典·后续本集》第二十一至二十五章灸治和穿刺疗法的内容编绘

文献来源	内容模块	图画内容	图序	备注
	治疗方法	补充的火灸穴位	74、75	根据《月王药珍》第一百一十一章灸法的内容编绘，以补充《四部医典》缺失的有关内容，其描绘的内容有会阴穴、头面部前后的火灸穴位，补充的火灸穴位
		治疗学	76	熨敷、湿敷、药浴、涂搽法、穿刺等治疗学的综合图
第四部"后续医典"		总结图	77、78	根据《四部医典·后续本集》第二十六、二十七章的内容进行编绘；将《四部医典》所讲述的全部内容进行总结
		师承图	79	主要内容是作为师者择徒时应注意的事项和弟子应具备的品德、智商等方面的条件。如尊师长幼、聪慧好学、无私奉献、心地善良、朴实正直者适于传授；而非明达、不学无术、忘恩负义、骄躁跋扈、心地不善、追求享乐、阿谀奉承者不传授
		名医图	80	由嵌绕诺布组织编绘，图中绘有五世达赖·阿旺洛桑嘉措、十三世达赖·土登嘉措、宇妥·萨玛、第司·桑杰嘉措、莲花生、别洛扎那、昌狄·班旦措吉强巴·南杰、扎桑、恰布本钦、索卡·年姆尼多杰、钦绕诺布、详轮·多吉顿珠、德顿、查巴旺西13位对藏医学的发展作出突出贡献的著名藏医的画像

6.1.3　曼唐的应用情况

在存世的数百年间，曼唐在藏医教育中发挥了重要作用。据已有资料显示，曼唐的最主要应用场所是藏传佛教寺院中的曼巴扎仓。

扎仓，藏语之音译，意为僧院，即藏传佛教僧众学习佛经的学校。藏传佛寺内有严格的习经制度，因此设立了专门研究佛学学科的学院。扎仓由堪布主持，下设翁则、格贵、吉索等执事僧，组织扎仓会议，管理本扎仓之学经、财产及经济事务。各寺院拥有扎仓数目不同，如色拉寺有3个、哲蚌寺有4个、拉卜楞寺有6个。

曼巴扎仓是有组织的藏医教育形式发端。康熙三十五年（1696年），第司·桑杰嘉措根据五世达赖的遗愿在拉萨迦布日（药王山）建立迦布日医学利众院，成为曼巴扎仓发展的重要标志。随后，其模式在各地得以模仿，成为藏蒙医生培养的主要方式。有数据显示，仅安多地区曼巴扎仓数量就在20所左右；而蒙古地区多达30余所（苏诺，1998）[①]。

在曼巴扎仓中，曼唐应用极为广泛，而应用的形式主要有两种：一是用于医学教学；二是用于医学学业考试。

曼唐的主要用途还是教学，对此，诸多学者进行过相关考证。对曼唐在教学中的应用记载最多的应当是拉卜楞寺，作为格鲁派六大佛寺之一，拉卜楞寺曼巴扎仓影响相对较大。青海省藏医药研究所的斗嘎研究员在对安多地区藏医药的起源与发展进行考证时发现，拉卜楞寺曾明确记载，该寺曼巴扎仓的教学中以唐卡为挂图，可以形象施教[②]（斗嘎，2008）。

---

① 端智. 安多曼巴扎仓研究[D]. 兰州：兰州大学，2013：4
② 斗嘎. 安多藏医药的起源与发展[J]. 青海民族学院学报，2008，4：22

慈成嘉措在"拉卜楞寺医学院简史"一文中也提到：拉卜楞寺医学院学僧除参加全寺和本学院的法会和宗教活动外……中级班须背诵《释续》《药师经》《马头明王白莲经》等各种颂词，熟悉最直观、最具民族特色的藏医挂图学习法（树干挂图和卵石挂图），该挂图即曼唐[①]（慈成嘉措，2009）。

端智在对 18 世纪著名藏医藏曼·益西桑布的医学活动进行考察时发现，1763 年，当拉卜楞寺尚在丁科尔扎仓开设藏医班时就已经使用树喻图等进行教学[②]。在其博士学位论文中，对拉卜楞寺曼巴扎仓中对曼唐的应用作了记述："4 月末会利用三到四天的时间在扎仓内进行考试，结束后会把第司·桑杰嘉措组织绘制的曼唐中的解剖图部分拿出来，按不同的部分进行教学。比如'白脉'和'黑脉'的区别，火灸穴位、放血部位、肌肉、白脉和骨头的要害结合度量的教授，要害的部位等进行概括的介绍"[③]。

除了拉卜楞寺，其他建有曼巴扎仓的寺院基本都利用了曼唐的形式来教授藏医基础知识树喻图、石喻图等，如塔尔寺的曼巴扎仓设有 4 个班级，初级班在夏秋季学期就有这些学习内容[④]。拉加寺曼巴扎仓有 3 个年级，一年级要学习树喻图等治疗方法，二年级则要背诵树喻图，并当中进行考试[⑤]。广惠寺曼巴扎仓采用彩色曼唐教授树喻图及火灸穴位图[⑥]。在迦布日医学利众院，甚至使用御医钦饶诺布主持绣制的二层楼高的宇妥心经福田堆绣唐卡来进行教学[⑦]。端智在博士论文中记述，藏历 6 月，不单是以上寺院，在整个安多地区的曼巴扎仓除举行例行的祭供"朵玛"仪式之外，都要举行 7 天的药师佛修供仪规仪式，在药师佛修供仪规结束后月末放暑假 7 天，期间会有"曼唐"展览，让学僧们通过观看藏医图谱来学习[⑧]。据《内蒙古医学史略》中关于瑞应寺的记录，日本甲庭、根德二氏所著《佛寺往昔》中记载："曼巴扎仓，医学部壁画有人体解剖和药物图"，据曾在该寺学习的老蒙医讲，药王庙三大殿内，四壁共有人体解剖、药物、器械等巨型彩色教学挂图 48 幅，并各具特色[⑨]。

由此可见，曼唐在藏传佛寺中的应用已比较普遍，但使用频率并不算太高，笔者推测应当是因为曼唐的价值过于珍贵的原因，曼唐不仅仅承担了教具的角色，在医学僧中或许也有充当祭拜的圣物作用。曼唐的制作是一项高技术工作。要成为唐卡画师必须经过精挑细选，长期学习。成为一名合格的曼唐画师，不但需要对绘画技巧有坚实的基础，还必须对藏医知识有一定的了解。而要绘制曼唐前需要卜择吉日、焚香沐浴；整个绘制过程非常精细，包括备料、布面打磨、绘制底稿、染色、勾线、装裱、开光等系列环节。所以，作为一种教学资源，曼唐的技术含量与制作成本都是极高的。

6.1.4 技术特征分析

当我们从传播技术视角对曼唐在藏医教育中的作用进行考量时，可以发现曼唐具有的

---

① 慈成嘉措. 拉卜楞寺医学院简史[C]. 2009 年传统医药国际科技大会论文集，2009，11：302
② 端智. 18 世纪著名藏医藏曼.益西桑布医学活动述略[J]. 青海民族研究，2013，7：95
③ 端智. 安多曼巴扎仓研究[D]. 兰州：兰州大学，2013：119
④ 斗嘎. 安多藏医药的起源与发展[J]，青海民族学院学报，2008.4：21
⑤ 端智. 安多曼巴扎仓研究[D]. 兰州：兰州大学，2013：76-77
⑥ 斗嘎. 甘青地区的曼巴扎仓及其历史功绩[J].青海民族学院学报，1999，（2）：16
⑦ 端智. 安多曼巴扎仓研究[D]. 兰州：兰州大学，2013：47
⑧ 端智. 安多曼巴扎仓研究[D]. 兰州：兰州大学，2013：49
⑨ 苏诺. 藏医学在蒙古地区的传播及其影响[D]. 北京：中国中医研究院，1998：13-14

几点特征极为明显，一是其传播内容的系统完整性；二是其内容表现形式的生动性。

（1）知识内容系统：通常情况下，图形、模型等任何形式的教具在教学实施过程中扮演的都只是辅助工具的角色，其原因也是众所周知。无论是何种教具，它在知识呈现过程中，由于学习对象的不同、教学内容的不同、教学环境的不同，教具所能发挥的作用千差万别。因而任何教具都只能是在提高教育教学效果的前提下起辅助作用。但藏医教育中的曼唐是最为与众不同的教具，它不但担当了辅助教学的角色，因内容的系统，它还有教材的功能。这套 80 幅的曼唐是存世藏医药挂图中最为完整和全面的教具，它在藏医学中具有无可比拟的地位；同样，在世界医学史上这也是极其珍贵的教材。

藏医学中的知识精髓都在《四部医典》（又称《医学四续》）中，80 幅曼唐将《四部医典》的主要内容都以图形化的表征方式描绘了出来，其中第一部《四部医典·根本续》4幅；第二部《四部医典·论说续》35 幅；第三部《四部医典·秘诀续》16 幅；第四部《四部医典·后续续》24 幅。从图画的内容可以将藏医学内容作一简单分类，即基础医学、临床医学、保健预防医学。

第一，基础医学内容包括藏医药史、医学基础理论、诊断学、药物学及医学伦理学等内容。其中关于藏医药史首先第 1 幅即是介绍藏医药起源于药王城的传说（图 6-4～图 6-6），最后一幅则是介绍对藏医药发展具有重大影响的 13 位名医。关于医学基础理论的内容有人的胚胎发育的各阶段图；介绍人体的结构则包括脉络、放血部位、器官、骨骼、要害及内脏解剖图等。关于诊断学的内容包括各种病因、病理及诊断方法，如脉诊、舌诊及具有藏医特色的尿诊；此外，曼唐中的 19、20 两幅图中还专门介绍了人的死亡征兆，体现出藏医对死亡认识的先进之处。关于药物学的内容，第 25～35 幅图有详细介绍，其中对药物的来源、效能、分类都有涉及；更具特色的是第 53 幅毒物图，其中对配毒、中毒、毒物来历等都有涉及，体现了高原医药的特点。第 77、78 两幅图为总结图，体现了这套曼唐作为《四部医典》教材辅助学习工具的特点，对书中主要内容进行总结。除了对藏医基本理论的介绍，在曼唐第 39 幅图中还涉及医德问题，藏医认为庸医也是导致疾病的原因；而 79 幅师承图则谈到了医生职业准入问题，即收授医学徒的品德要求；可见，曼唐中已经包含有医学伦理学的雏形。

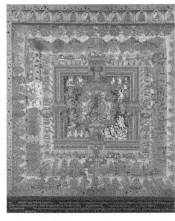

图 6-4　药王城

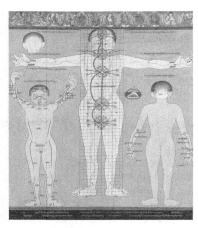

图 6-5　脉络图

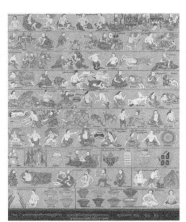

图 6-6　诊断图

　　第二，临床医学部分的内容主要有对藏医外科器械的介绍，如探针、刀、锯等，即曼唐第 36 幅；火灸、穿刺、放血等穴位的介绍，即第 40、41 幅图的内容；治疗方法，包括熨敷、药浴、催吐、灌肠、放血、火灸、穿刺等手法，即第 70～76 幅图（图 6-7、图 6-8）。

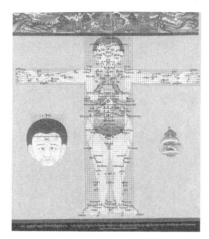

图 6-7　火灸和穿刺穴位图

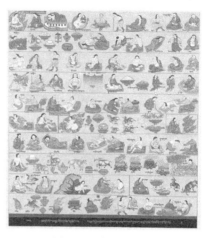

图 6-8　治疗方法图

《四部医典系列挂图全集》，作者王镭等

　　第三，保健预防医学部分的内容包括日常卫生知识，如起居、饮食、食物中毒等，即第 22～24 幅图，其中关于饮食搭配等问题，已具有营养学的雏形；对疾病的预防体现在第 37、38 幅图中；而第 54、55 幅图则对藏医养生的愿景与途径作了介绍，其中描绘了如何通过对日常起居、时令、饮食、生理等因素进行调理而达到养生目标（图 6-9、图 6-10）。

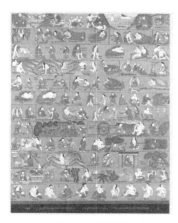

图 6-9　起居图

《四部医典系列挂图全集》，作者王镭等

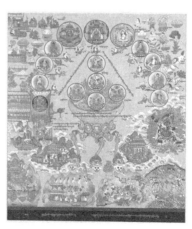

图 6-10　养生方法图

《四部医典系列挂图全集》，作者王镭等

　　将曼唐中的内容进行概括梳理后可以发现已基本涵盖了藏医学的理论体系，（图 6-11）。所以说，曼唐是古代医学史上最为系统全面的教学工具。

　　（2）教学形式生动：如前文所述，图形的教学效果比单纯的文字会更高，因为图形更接近于自然本真；在大脑中，图形符号解码比文字符号速度更快，学习者的认知负荷相对较小。

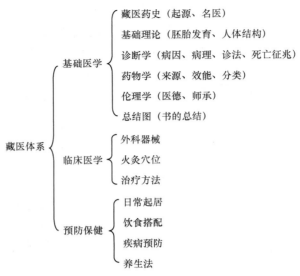

图 6-11 曼唐中的藏医理论体系

  在藏医知识传承中，对于图形的应用是较为广泛的，其中尤其以树为喻最为典型。或许是因为地处寒冷的高原地带，大树成为生命力的象征，藏医基本理论中有三处是以愿望树为喻，因而也称生命树，分别为人体生理和病理树、疾病诊断树、疾病治疗树。

  三棵生命树是对《四部医典·根本续》中六章内容的形象解释图（图 6-12～图 6-14）。三棵树寓意为种在三种不同的土壤之上，每棵树分别长有 2、3、4 根树干，因此总共有 3 支树根，9 棵树干，47 根枝叶、224 片树叶、2 朵花和 3 颗果实。生理之树上的两个树干分别代表健康和病态，健康树是 3 根枝、25 片叶；病态树是 9 根枝、63 片叶。诊断之树是 8 根枝、38 片叶。治疗之树是 27 根枝、98 片叶等。曼唐的第 2～4 幅画面分别对应这三棵树[①]。

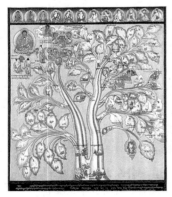
图 6-12 生理之树

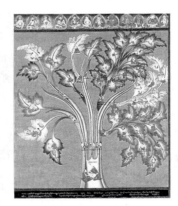
图 6-13 诊断之树

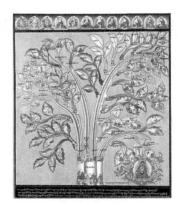
图 6-14 治疗之树

  第一棵生命树代表人体的生理功能和病理变化，健康树的树干分为三枝，分别代表人体的隆、赤巴、培根三大因素，血液、肌肉、脂肪等 7 种物质基础，以及汗、粪、尿 3 种排泄物。病态树的树干上的 9 个分枝及 63 片树叶代表了疾病的病因、途径、规律，以及转归、致死原因等。

第二棵生命树代表藏医诊断之法，3 个树干分别代表着望诊、触诊和问诊。望诊树干上的树枝则代表了诊断所需观察的肤色、形体、精神状况等；树叶中则归纳了各种舌苔、尿液等症状；触诊树干上的分枝代表了医生在对患者进行脉诊时的各种情形；问诊树干代表医生需要询问患者的病因、病源、患病部位、病证等特征。

第三棵生命树代表治疗方法，4 个树干分别代表着饮食、行为起居、药物、外部治疗等方法。如饮食树干上的分枝分别描绘了马、姜、奶、山羊、饼、蜂蜜等食物，以区分不同疾病所需食物；日常起居树干上描绘了居住的处所、与朋友的交谈等活动；药物树干上描绘了 3 类不同疾病的药物、剂型和治疗方法等；外部治疗树干上则描绘了藏医常用的火灸、放血、按摩和药浴等疗法。

3 棵生命树成为藏医学习者入门的必修内容，早在制成唐卡以前，藏传佛寺曼巴扎仓的墙壁上通常都绘有树喻图的壁画，以备学僧学习，如拉卜楞寺、瑞应寺等。以树木为喻，以树根、树干、树枝、树叶来表述知识结构，体现出了藏医先辈的良苦用心，这对医药知识的掌握、记忆起到了绝佳的帮促作用。而 80 幅曼唐以彩色连环图画的形式，紧紧围绕《四部医典》的 156 章内容进行具体论述，系统描绘了藏医学的理论基础、诊断、药物、治疗、保健，甚至医德等内容，对藏医学习起到了不可忽视的推广和标准规范作用。

除了内容的形象化表征手段外，曼唐在细节的刻画上也是极为考究的。如对隆、赤巴、培根 3 种不同因素的作用进行表现时，曼唐中采用了不同的颜色线来表示；在表现人体正面的放血部位和白脉分布情况时，采用了红色、棕色及黑色线条予以区分；树喻图中的每根树干、树枝、树叶都有精确对应的知识点。这些都使得知识点的学习更为形象。

6.1.5　曼唐的影响

藏医学伴随着藏传佛教的传播也得以广泛流传，除青藏高原外，还流传至东北亚及欧洲地区，只要有藏传佛教之地都可以看到藏医的身影。但优秀曼巴的培养过程是极其漫长的，综合各个曼巴扎仓的培养情况来看，一名"曼巴"的培养至少要经过 15 年以上的专门培训。各曼巴扎仓虽然寺院规模不同、管理方式各异、教学组织方式不同，但基本上都遵守拉萨迦布日医学利众院的传统：如教材以《四部医典》及历代对其注释著作为主，年级划分也一般按照《四部医典》内容分为四个；学习方式是学生背诵基础上老师给予讲解，并辅助以曼唐等医学挂图形式，还有根据时节不同进行的辨药、采药、制药等实践教学等[①]。由此可见，在曼巴的培养过程中，曼唐曾有的作用不容忽视。

时至今日，要对曼唐曾经在藏医教育中的贡献进行梳理的话，对曾经采用曼唐进行教学的曼巴扎仓培养规模进行统计即可窥得部分。

据不完全统计，蒙藏地区历史上曾建有"曼巴扎仓"的藏传佛教寺院有 60 座左右，其中在蒙古地区就有 30 余座，卫拉特蒙古地区也存在 10 多座[②]。其中，瑞应寺曼巴扎仓是影响较大的一座，据《蒙古镇寺庙史略》载："曼巴扎仓建立初期有学僧五、六十名，1822

① 端智. 安多曼巴扎仓研究[D]. 兰州：兰州大学，2013：160
② 朱立东. 藏医学在卫拉特蒙古地区的传播[D]. 兰州：兰州大学，2008：6

年有学僧八十一名。"在日本甲庭、根德二氏的《佛寺往昔》中记载中华人民共和国成立前曼巴扎仓有药士 15 人。"据不完全统计，自医经传入，药王庙建立起，至 1948 年的二百六十多年间共培养僧医一千余人，其中医术精湛、学识渊博、具有影响者近二百人"[1]。

据桑杰嘉措记载，药王山利众院创办初期，师生总数仅有 30 余人，此后逐年增加，最多时达 70 余人[2]。

安多藏区最有影响的曼巴扎仓当数拉卜楞寺，据考证该寺在历史鼎盛时期是一个具有 6 大扎仓（学院），48 座佛殿和囊谦（藏语意为活佛府邸），500 多座僧院，3000 多僧众，影响力遍及整个藏区，远及包括北京在内的内地和东北亚蒙古地区的藏传佛教文化中心[3]。但具体拉卜楞寺培养了多少医学僧已无法准确考证，斗嘎在对甘青地区的曼巴扎仓相关文献分析后发现，文献中有许多相关记载"鼎盛时期塔尔寺、广惠寺、拉卜楞寺医明学僧多达二、三百人"；"佑宁寺松布堪布讲学期间有医学学僧 30 人"，因而推测这些曼巴扎仓培养医生绝不少于数万人，其中有甘青地区的，也有内蒙古、新疆等各地的。[4]

6.2　蒙医教育史上的教育技术

蒙古族传统医学，简称蒙医，是蒙古民族在日常生活中逐步积累的独特医药学理论和治疗方法。蒙医已有 1000 多年的历史，起源可追溯到公元 3 世纪；但在 13 世纪蒙古统一以前，蒙医依然处于萌芽状态，多数医药知识来源于经验，如酸马奶疗法、热罨疗法、刺血疗法等。从 13 世纪初到 16 世纪中叶，随着元朝的建立，蒙医学逐步成型；16 世纪中叶到 20 世纪中叶，藏传佛教进入蒙古地区，印度医学和藏医学全面融入蒙医体系，近代蒙医理论体系成型。

蒙医的形成结合了蒙古民族生活的高寒地区、多户外活动、食物以肉食为主等特点；主要治疗手段是草药、针灸、推拿等方法相结合；随后融合了藏医、汉医及古印度医学等知识，逐步形成了具有蒙古族特色的民族传统医学。事实上，现代蒙医理论受藏医影响最为深厚；因此，本书对蒙藏医学的细微区别不做详述。蒙医主要发展成为三大流派，一是传统蒙医学派，主要学习蒙医特色的震荡、针刺、蒙古灸等医术；二是藏医学派，主要学习以《四部医典》为主的藏医医术；三是近代蒙医学派，即以藏医为主，融合了蒙医传统医术和印度吠陀医学的《医经八支》等理论于一体的新学派。

6.2.1　蒙医教育形式

蒙医史上主要的医生培养方式有两种，一种为个别化教学为主的师承教育；另一种则是集体教学形式的寺院教育，即藏传佛教寺院的医学教育。

（1）师承教育：在古代，蒙医的教育形式主要为师承教育，但由于蒙古民族多为游牧生活方式，家族式教育成为师承教育中最常见的形式，即以口传身授的方式进行教学。普通家庭所能传授的往往只是生活常见疾病的治疗知识，而专职从事医疗活动的多数是萨满

① 伊光瑞.内蒙古医学史略[M].北京：中医古籍出版社.1993：171//苏诺.藏医学在蒙古地区的传播及其影响[D].北京：中国中医研究院，1998：13-14
② 李红. 中国古代僧医综述[D]. 兰州：兰州大学，2008：31
③ 端智. 安多曼巴扎仓研究[D]. 兰州：兰州大学，2013：115-116
④ 斗嘎. 甘青地区的曼巴扎仓及其历史功绩[J].青海民族学院学报，1999，（2）：16

巫医。萨满巫医是宗教色彩极其浓厚的医学分支，治疗疾病多为心理类、精神类病证，萨满医术有着神秘的传续程序，学习内容除跳神、招魂外，也有土药偏方、整骨、针刺、放血、蒙古灸等，尤其是针对年轻妇女精神疾病的"安代疗法"可以称得上是特色疗法；但是，神秘的传承方式限制了萨满医术的影响范围。

（2）寺院教育：蒙医教育的另一影响较大的形式是寺院教育。17世纪末，由蒙古赛因诺颜汗部（今蒙古国境内）第一代活佛罗布桑丹金扎拉仓（1639—1704）等创办了蒙古地区最早的寺院医学院；该院成为蒙古地区后来的佛教寺院医学院教学和管理的范本；该院还把罗布桑丹金扎拉仓所撰的一套医学著作《大堪布经王·罗布桑丹金扎拉仓全集》定为主要教材①，这是蒙医集体教育的发端。蒙古地区寺院教育模式基本与藏地黄教寺院教育类似，佛教寺院中的扎仓有八类，但大型寺院中主要有显宗学院（萨尼德扎仓）、密宗学院（朱德巴扎仓）、医明学院（曼巴扎仓）、时轮学院（丁科日扎仓）和法舞学院（乾巴扎仓）五类，其中曼巴扎仓培养模式也基本与藏地类似。以瑞应寺为例，寺院位于东蒙地区，即今辽宁省阜新蒙古族自治县佛寺镇佛寺村，是蒙古地区著名的藏传佛教寺庙，创建于康熙八年（1669年），在该寺设立的五大扎仓中，以曼巴扎仓影响为最大。

蒙古地区曼巴扎仓中的学僧分为初、中、高三个级别，总学制至少需要15年。学习内容最主要的是《四部医典》，因而授课内容有大量藏文，所有学僧必须蒙藏皆通。曼巴扎仓教育实践中有两个特别鲜明的特点，一是教学流程相当严格，学僧们的所有学习安排都是精确到月，背书、答辩、考试、采药、制药都有明确日期；二是特别重视理论联系实践，曼巴扎仓是学校的同时也是医院，有患者求医时，师僧总会带学僧一起学习；在达到一定学习基础后，学僧也能跟随师僧外出行医，并尝试独立诊病。

6.2.2 蒙医疗术铜人

在蒙古地区曼巴扎仓中，医僧们也曾运用各种技术手段来增强教学效果，其中一种手段即挂图，包括曼唐。瑞应寺曼巴扎仓是蒙古地区蒙医药学的中心，伊光瑞在对瑞应寺的考证中发现："该仓四壁共有人体解剖、药物、器械等巨型彩色教学挂图48幅"②。特沫若介绍瑞应寺的专著中也提到，瑞应寺大殿东墙上悬挂着《四部医典》中的树喻图；而大殿西墙上，亦有一幅画有各种名贵药材的挂图，有宝药类、矿物药类、动物药类、草药类等，还有各种形态的人体解剖图、医疗器械图等③。这种以图形来介绍医药内容的方式在其他地方也有过相关记载，如清代著名蒙医学家占布勒道尔吉编著了《蒙药正典》（也称《蒙药本草图鉴》）一书，收载879种药物，并附有576幅插图④。

除了图形，蒙医教育史上也曾经有过一个极富特点的教学工具，即蒙医铜人。蒙医铜人，也被称为蒙医疗术铜人或蒙医针灸铜人。蒙医铜人与宋代中医铜人作用相似，也是用于针灸教学，19世纪末，蒙古地区大型曼巴扎仓曾使用过一些铜人进行教学，但由于"文化大革命"等历史的原因已经散佚。目前蒙医铜人只有保存在内蒙古自治区蒙医药博物馆的一樽真品，以及内蒙古自治区博物院和北京中医药大学医史博物馆的两樽仿品。

现存这樽铜人据考证为原北京雍和宫喇嘛郃元真大夫捐赠（图6-15）；底座上刻有藏文

---

① 宝音图，赵百岁. 蒙医教育发展史[C]. 第十五届全国中医药文化学术研讨会论文集，2012：293-294
② 伊光瑞. 内蒙古医学史略[M]. 北京：中医古籍出版社，1993：171
③ 特沫若. 瑞应寺[M]. 沈阳：辽宁民族出版社，2004：58
④ 周桂坤，关金凤. 蒙药的历史渊源、研究现状及展望[J]. 中国民族民间医药杂志，2007，84：6-8

"十六饶迥庚辰年制"，据考证，铜人当为 1940 年制作（刘海波，1997）。

6.2.3　技术特征分析

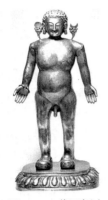

图 6-15　蒙医铜人

蒙医学相对中医学来说，流传范围更小、传播对象更少、理论系统性更为缺乏；因此，虽同为针灸教学之用，蒙医铜人与中医铜人相比而言呈现出一些不同特点。

（1）传播范围有限：蒙医铜人的使用历史在民间有各种流传，多数认为于 18 世纪在蒙古地区出现过，但至今没有确切考证，笔者认为古代蒙医铜人的存在应当毋庸置疑。对于古代蒙医铜人难以传承的原因，除去历史变迁、战乱、蒙古族独特的游牧生活方式等因素外，与蒙医针灸理论发展的滞后不无关系。中医针灸理论发展历史悠久，针灸经典《针灸甲乙经》成书于公元 282 年，《铜人腧穴针灸图经》成书于公元 1027 年；而蒙医学经典著作《甘露四部》到 18 世纪才出现。系统针灸理论的缺失制约了蒙医学针灸知识的规范传播，针灸理论的滞后无法为蒙医铜人的制作提供充足理论依据。因此，本书认为古代蒙医铜人的出现应当是个别优秀蒙医大夫依据临床经验制作而成，无法为蒙医铜人的大面积传播提供标准与参照，最终导致蒙医铜人传播范围受到一定的局限。

（2）制作工艺简单：与中医铜人相比，蒙医铜人制作工艺更为简单。第一是蒙医铜人的部件较少，主体包括头、躯干，下肢是一块铜件、上肢是两块铜件，共三件；加上一个台座、日月肩饰和两个手镯等附件，共八个部件。中医铜人的结构则复杂得多，天圣铜人的主体有十二块部件；正统铜人有二十余块部件。

第二是规格不同，蒙医铜人高 61cm，重 21kg；据考证，天圣铜人高 180cm 左右，重约 200kg（参考现代仿品）。

第三是功能设置不同，蒙医铜人中只有两个上肢铆合在肩部，可以完成上举动作，应是为方便观察腋下腧穴；而早期中医针灸铜人，如天圣铜人，腹部能开合，内有木刻内脏器官；周身腧穴可蜡封，以便针灸实践考核。

第四是知识含量不同，蒙医铜人内容较为简单。一是腧穴名称略少，蒙医铜人绘有腧穴 538 个，均未标注腧穴名称；而天圣铜人标有腧穴 674 个，正统铜人则标有 664 个，均标注有腧穴名称。二是蒙医铜人对于腧穴间的相互关系没有进行标注；而中医针灸铜人则有经络关系的连线标示。从这也可以推测，与蒙医针灸理论的系统性也有一定关系。

（3）教学针对性强：蒙医中火灸比针疗更为擅长，因而蒙古灸法也成为一种特色疗法，在《四部医典·总则本》第六章外治疗法中有关于"蒙古灸疗"的记载；在《素问》"异法方宜论第十二"中也提到："北方者，天地所闭藏之地也。其地高陵居，风寒冰冽。其民乐野处而乳食。藏寒生满病，其治宜灸。故灸者，亦从北方来。"此处"北方"，应当是指蒙古或蒙古先民。在蒙医灸法中，火灸部位与汉医学及藏医学均有所不同，如第七颈椎与第一胸椎棘突间之穴（相当于中医的大椎穴），蒙医名赫依穴，火灸 3～9 炷，主治癫痫、心疾等；位于脐下四寸之穴（中医称之为中极穴），蒙医名子宫前穴，火灸 3～7 炷，主治子宫赫依病或寒性病；位于两乳正中（相当于中医的膻中穴），蒙医名黑白际穴，火灸 3～7 炷治心悸，胸前不适；位于第 3、4 胸椎棘突间（相当身柱），蒙医名母肺穴，火针直刺或向上斜刺，治肺病气喘等[①]。这些都是蒙医中的特色疗法，临床中的常用穴位，在蒙医铜人上虽未注明腧穴名称，但这些位置都有标明。可见，蒙医铜人对蒙医临床治疗，尤其是灸法具有相当强的针对性；蒙医铜人在设计目标上应当是比较清晰的，即针灸实践教学的专门工具。

6.2.4　蒙医铜人应用情况

蒙医铜人的起源、曾经制作过的数量、应用的范围等问题目前并无太多文献记载。国内目前留存的蒙医铜人仅有一座，现保存在内蒙古自治区蒙医药博物馆，该蒙医铜人的铸造年代应当为 1940 年 3 月 1 日，仅为现代仿品；后由北京雍和宫蒙医大夫伊什噶瓦（邰喇嘛）收藏，并于 1957～1958 年捐赠于内蒙古自治区[②]。此铜人应当只是曾用于蒙医大夫邰喇嘛个人的针灸实践教学。

目前能考证的确切记录之一是 1998 年中国中医研究院硕士研究生苏诺的学位论文"藏医学在蒙古地区的传播及其影响"中提到：阿尔巴斯曼巴扎仓曾经使用铜人进行教学；阿尔巴斯曼巴扎仓位于内蒙古伊克昭盟地区乌力吉图沙日召，建于 1652 年，位于鄂托克旗境内；1790 年，该召分院医明经堂建在阿尔巴斯山上，即后来的阿尔巴斯曼巴扎仓；这个曼巴扎仓昌盛时期，学员达到 200 多名；1868 年的回民暴动中遭到破坏，1878 年又重建。遭到破坏之前，在教学中用过针灸铜人[③、④]。

内蒙古民族大学宝音图教授在其 2012 年的文章"蒙医教育发展史"中介绍 18 世纪蒙古地区曼巴扎仓时曾特别提到：医学院的学僧不仅通过老师的讲解获得新知识、新经验，而且通过各种挂图（唐卡）或壁画得到直观效益；有些大型寺院医学院在授课中还用专制针灸铜人[⑤]。

因此，18 世纪蒙古地区的曼巴扎仓曾用过针灸铜人这一史实毋庸置疑；但蒙医针灸铜人曾起过多少教育影响，本书也只能通过一些数据进行推测。

蒙医铜人的应用主要出现在大型曼巴扎仓。据不完全统计，清代蒙古地区拥有曼巴扎仓的寺庙至少有 50 处以上[⑥]。到 19 世纪，几乎所有大型寺院中都设有曼巴扎仓，仅内蒙古地区就达数十座。在清朝近 300 年的历史过程中在蒙古地区或蒙古族集聚地建立了 2500 多所佛教寺院，其中先后建立了近 300 所寺院医学院，约培养出万余名蒙医[⑦]。

蒙古地区影响最大的曼巴扎仓当属辽宁阜新的瑞应寺，该寺建于康熙四十年（1701 年），是蒙古地区规模最大、创办时间最长、培养医疗人才最多的曼巴扎仓之一。培养人才遍及东北、内蒙古、甘肃、青海等地。至解放初，瑞应寺门徒达到 4000 人之众，其中获"曼冉巴""道布切"职衔者 73 人，名医 800 多人[⑧]。

① 刘海波. 独具特色的蒙医针灸铜人[J]. 中国民族医药杂志，1997，2：36
② 包金荣. 蒙医疗术铜人来历初考[J]. 中国民族医药杂志，2011，12：68
③ 漫谈清代前中期少数民族医学史[EB/OL]. http://www.chinadaily.com.cn/zy/zywh/zyts/68659.html[2013-8-10]
④ 苏诺.藏医学在蒙古地区的传播及其影响[D]. 北京：中国中医研究院，1998：12
⑤ 宝音图，赵百岁. 蒙医教育发展史[C]. 北京：第十五届全国中医药文化学术研讨会论文集，2012，（7）：294
⑥ 李宏红. 清朝蒙医医事制度研究[D]. 北京：中国中医科学院，2006：23
⑦ 宝音图. 蒙医曼巴札仓研究[M]. 呼和浩特：内蒙古人民出版社，2009：12
⑧ 阿拉坦嘎日迪. 蒙古贞宗教[M]. 呼和浩特：内蒙古文化出版社，1994：9

第 7 章　道教医学中的教育技术

宗教是人们对现实世界和宇宙未知的一种超自然解读，属于意识形态范畴，也是人类社会发展历程中产生的独特文化现象。宗教通常具有一定的崇拜对象，有独特的教义、信条、宗教习俗、制度及组织结构，如佛教、伊斯兰教、基督教等。其中对于人类健康与疾病现象的探索与解释最终演化为各个宗教各具特色的医学文化。宗教是中国传统文化的重要组成，宗教医学也同样是中国传统医学中不可或缺的部分。

宗教医学与世俗医学有共通之处，如主要知识结构基本类似，均包括理论基础、诊断知识、药物知识等模块；甚至在传承过程中相互融合、难以区分，如藏医学。但两者也存在明显不同，如宗教医学的理论基础往往都带有一定的神秘色彩或巫术倾向，且医学发展目标不单是追求健康。

道教是中国本土宗教，其发展渗透在中国历史演进的整个过程中，也形成了独特的道教医学。道教医学是道教徒围绕其宗教信仰、教义和目的，为了解决其生与死这类宗教基本问题，在与传统医学相互交融过程中逐步发展起来的一种特殊的医学体系（盖建民，1997），它融合生理治疗、心理治疗、社会治疗和信仰治疗于一体。本书将以道教医学为例对宗教医学中的教育技术形态进行分析。

7.1　道　教　医　学

道医学是道家医学或道教医学的简称。道家医学是广义的概念，主要指以道家思想为基础的医学知识领域，道家更多体现在哲学思想上。道教医学是更为狭义的概念，专指伴随道教的创世发展而形成的医学流派。本书涉及的道医仅指狭义的道教医学。

道教医学的定义有很多，《中国大百科全书·宗教卷》中说："道教为追求长生成仙，继承和汲取中国传统医学的成果，在内修外养过程中，积累的医药学知识和技术。它包括服食、外丹、内丹导引以及带有巫医色彩的仙丹灵药和符咒等，与中国的传统医学既有联系又有区别，其医学和药物学的精华为中国医学的组成部分"[①]。有学者将史书记载的医家与道医进行比较研究：从东汉到明代，史载著名中医有 1308 位，其中道医共计 129 人，占9.9%[②]，上古至西汉时期，虽有道医色彩的巫医与方士医，但并未计算在内。由此略知，道医在中国传统医学发展中的重要地位。

胡孚琛先生认为，道教医药学大致包括三个部分的内容。其核心部分是仙药、本草、医方、针灸等，大致范围相当于世俗的中医学和中药学。道教医药学的中间层部分是导引、按摩、气法、辟谷、房中、存思、饮食疗养及起居禁忌等，这是靠自我摄养和调谐精、气、神来防病抗病的技术。道教医药学的外层部分是符水、药签、祝由、祭祀、斋醮等调整社会环境和心理环境的治疗方法，具有强烈的宗教特征。道教医学是一种社会医学，重视调节人的社会关系和心理因素。道教医学的另一特征是带有宗教性和人神交通的巫术倾向。

---

① 胡乔木. 中国大百科全书. 宗教卷[M]. 北京：中国大百科全书出版社. 1988：73
② 盖建民. 道教医学[M]. 北京：宗教文化出版社. 2001：387

道教医学还有一些特征，那就是它重养生、重预防，将医药同人的饮食起居结合起来^①。

　　道教医学的演变与中医学的发展密切相关，两者均源自于古代巫术，都植根于中国传统文化，共同的话题都是生老病死，这一时期的特征称为医道同源、道医共生、医道一体；到汉代，道教发展成熟，教徒以医传教、借医弘道，这一时期出现的一些道家名医成为道教医学与中医学的奠基人，如葛洪、陶弘景、孙思邈；至金元时期，医道开始分流，道教医学形成特色；到明清时期，道教医学发展成为以修身、丹药、祝由为特色的成熟医学流派。

7.2　道教医学教育形式

　　道教理论的基础主要为道家思想、易经理论、阴阳五行理论，基础学习教材包括《老子》《庄子》《列子》《文子》等经典。道教把经书看成神言的记录，是上天所谓的"启示"，因此收徒授业十分慎重，以免"误传非人"而泄露天机。每个师父对有意向的徒弟都要多番考验与审查，最终在教学中形成了较为神秘的传授方式。

　　道教最主要的教育场所是在道教宫观；最常用的教学组织形式是师承授受，个别化教学；而学习者的学习方式则是自主学习，以背诵与领悟为主，师父对徒弟在修持过程中所遇到的"玄关"给予"秘诀"式的指点，以期徒弟能有醍醐灌顶式的悟道。

　　但道家的学习并非一味地按标准、统一的进度来进行，而是极为科学地遵循因材施教与循序渐进原则。《三洞众戒文·序》中提出："教戒须渐顿悟，人有贤愚，设法随机，要存合道"，"从凡入圣，各有等差"^②，即修道者的悟性有早、迟之分，因此授道也应有快慢之别。对于聪颖的上机之人，就不必拘泥于文字戒条，只要用顿悟法传授就可以使之得道。对于一般的信徒来说，就应当按道门阶次，经法浅深，循序渐进地加以引导，才能使其位登上乘。^③

7.3　道教医学教育中的技术分析

　　或许正是因为道教教育方式具有重体悟的自主学习特点，往往决定学习成败是学习者的先天能力与后天学习策略的掌握程度。对学习者来说，学习成效的高低会难以把握，其中也包括道教医学知识的学习。此外，由于道教医学基础理论，如老庄思想、易经理论与阴阳五行学说等知识抽象凝练度极高，经书要义都比较深奥，道教弟子学习难度也会相当巨大。

　　学习方式与学习内容带来的障碍成为影响道家知识传承的重要因素。在道教知识的传播过程中，各种学习技术逐步得以应用，如道教医学领域中就有大量医学图形与学习歌诀的实例存在。

　　《道藏》，道教经典的总集，基本囊括了道教经典、论集、科戒、符图、法术、斋仪、赞颂、宫观山志、神仙谱录和道教人物传记等内容。从两晋开始编纂、汇集；后经多次编修，如唐玄宗期间的《开元道藏》；现有保存比较齐全的是明代《正统道藏》和《万历续道

① 胡孚琛. 道教医药学述要[J]. 中国中医基础医学杂志，1995，（04）：17
② 张万福. 三洞众戒文序[M]. 正通道藏洞真部戒律类
③ 李永贤. 唐代道教教育管理制度[J]. 国家教育行政学院学报，2003，（4）：81

藏》，共 5000 余卷；所集经书，托名三清来分类，分三洞、四辅、十二类编排。

7.3.1 媒体技术：图形

教学图形在道教医学中的用途极广，基本覆盖医学基础理论、诊断、药物、导引、符篆等各种道教医学知识领域。

首先是道教医学基础理论方面。《藏外道书》集合了明代以前《道藏》之外的道家著作。其中第九册"烟萝子体壳歌"中记录了最早的内景图，包括烟萝子首部图（图 7-1）、烟萝子朝真图（图 7-2）等，后来成为宋代杨介绘制《存真环中图》的蓝本①。

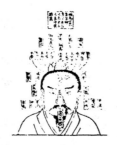

图 7-1　烟萝子首部图

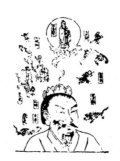

图 7-2　烟萝子朝真图

《黄庭经》是道教经典著作，记载了藏象学内容，《道藏》中有收录。《正统道藏》洞真部方法类"修真十书"中绘有"黄庭内景五脏六腑图"，包括肺脏图、心脏图、肝脏图、脾脏图、肾脏图、胆腑图等。此后，晚唐女道医胡愔所著"黄庭内景五脏六腑补泻图"应当是在"黄庭内景五脏六腑图"的基础上修订而来。

《卢丹亭真人养真秘笈》是道家养真修道的入门著作，介绍了调息的基础知识，署名为太原傅青主（明末清初）。其中有正人与伏人脏腑图（图 7-3）。

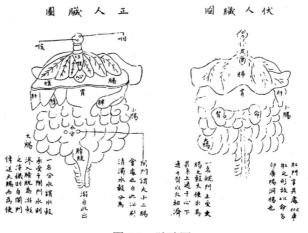

图 7-3　脏腑图

---

① 盖建民.道教医学[M]. 北京：宗教文化出版社，2001：377-378

《道养全书》是一本以通俗笔法介绍道家养生知识的专著，清康熙年间粘本盛著。书中使用了大量图形辅助说明，如"内景赋"文中有"内景图"（图 7-4）；"任脉论"中有"任脉二十四穴"图；"督脉论"中附有"督脉二十六穴"图（图 7-5）；此外还有引用自其他道书中的"普照图"（图 7-6）、"反照图""外药图""内药图""火候图""天根月窟还返三十六宫图""鼓巽风之图""行禅图""坐禅图""卧禅图"等 20 余种修炼养生图谱①。

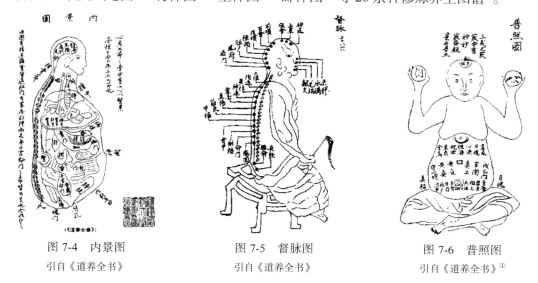

图 7-4 内景图　　　　　　　图 7-5 督脉图　　　　　　　图 7-6 普照图
引自《道养全书》　　　　　　引自《道养全书》　　　　　引自《道养全书》①

"性命圭旨"是道家名篇，全称"性命双修万神圭旨"，收录于《道藏精华录》第七集。有记载称其是明代全真派尹志平真人授意，由其弟子白庭阶所著②。该书主要阐述的是道家内炼理论及具体功法，但其中汇集了魏伯阳、张紫阳、王重阳、丘处机等众家之说，吸取了儒、佛两家学说，有明显的三教合一思想。其中记载的"三圣图"，绘有儒释道三家教祖孔子、释迦牟尼、老子的画像；此外还有宋代大儒周敦颐的"太极图"、佛教"观音密咒图"、道教"飞升图"等。

该书的编写方式具有一个显著特点，即图文并茂，辅以口诀。全书分为元、亨、利、贞四集，图画总数达 50 余幅。其中元集包括图、说或图说，共 34 题，分别为"三圣图""伏道说""性命说""死生说""邪正说""普照图"（图 7-7）、"反照图"（图 7-8）、"时照图"（图 7-9）、"内照图"（图 7-10）、"大小鼎炉图"等；亨集有"涵养本源图"及"涵养本源救护命宝"等口诀；利集有"采药归壶图"及"天人合发采药归壶"等口诀；贞集有"婴儿现形图"及"婴儿现形出离苦海"等口诀③。

《金笥玄玄》，古代寄生虫专著，作者佚名，由明代道医梅颠道人周履靖校订。书中记载了 9 种人体寄生虫，并对这些寄生虫的名称、长度、形状、症状、防治药方等都有详细说明。为了更好地说明这些，还绘制了图谱，如伏虫图、回虫图、寸白虫图、肉虫图、肺虫图等④。

① 盖建民. 道教医学[M]. 北京：宗教文化出版社，2001：227-246
② 百度百科. 性命圭旨[EB/OL]. http://baike.baidu.com[2017-03-01]
③ 百度百科. 性命圭旨[EB/OL]. http://baike.baidu.com[2017-03-01]
④ 盖建民. 道教医学[M]. 北京：宗教文化出版社，2001：379

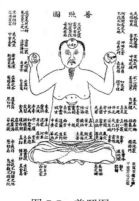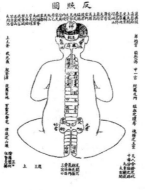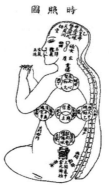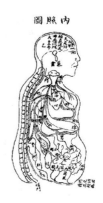

图 7-7　普照图　　　　图 7-8　反照图　　　　图 7-9　时照图　　　　图 7-10　内照图

　　《图经衍义本草》，药物知识专著，题名为宋代寇宗奭撰，许洪校，收录于《正统道藏》洞神部。全书共有 47 卷，收药 1082 种。各种药材都标有详细的产地、药物图形，并有详细的性能，同时引用了《图经》《新修本草》《外台秘要》等上百种医方书[①]。据统计，仅《图经衍义本草》序例卷中引用的道教书籍就有近 40 种之多，如《列仙传》《太上八帝玄变经》《抱朴子》《神仙传》等。该书在道医学中的重要性可窥一斑[②]。

　　养生，是道教医学的重要特征，导引术的传播尤其广泛。为了更好地传播导引术，部分著者采用了图形来帮助理解导引术中的技巧与关窍；其中较为著名的专著有《赤凤髓》《遵生八笺》等。

　　《赤凤髓》，明万历年间梅颠道人周履靖所著。全书共 3 卷，其中配有图形与口诀的有 72 幅。卷一为太上玉轴六字气诀、幻真先生服内元气诀、李真人长生六字妙诀、胎息秘要歌诀、去病延年六字法、五禽图书诀、八段锦导引法真传等；卷二为历代四十六圣真秘传长生诀法；卷三为华山秘传十二睡功图诀。卷二记录的是以 46 位道教仙人命名的养生图诀，如"黄石公受履图""啸父市上补履图""接舆狂歌图""庄周蝴蝶梦图""钟离云房摩肾图""吕纯阳行气图"等，所以也称"赤凤髓四十六势"；卷中以简练文字配以图形说明，极其实用[③]。

　　《遵生八笺》，作者为明代养生学家高濂，号瑞南道人。此书主要内容吸收了道教医学养生知识精华。全书分为"清修妙论笺""四时调摄笺""却病延年笺""起居安乐笺"等八笺。书中也配有大量的图形辅助学习养生知识，如"四时调摄笺"中的肝、胆、心、脾、肺、肾诸神图，脏腑配经络图，陈希夷孟春二气导引坐功图势等[④]。

　　除此以外，还有不少导引类道家著述中采用了图形的方式来促进养生知识传播，如《诸仙导引图》《四季摄生图》等。

　　符箓禁禳治疗方法是道教医学中不可或缺的一部分，也是区别其他宗教医学的特征之一。这在古代传统医学范畴中归属于祝由科，当今有不少观点质疑其科学与合理性。对此，本书不作讨论，单纯分析其作为医学知识在传播中发挥过作用的技术手段。

① 张阳. 道教医学中的中医学科技[D]. 南宁：广西民族大学，2012：14-15
② 张阳. 道教医学中的中医学科技[D]. 南宁：广西民族大学，2012：22
③ 盖建民. 道教医学[M]. 北京：宗教文化出版社，2001：192-194
④ 盖建民. 道教医学[M]. 北京：宗教文化出版社，2001：199

　　道教符箓又称墨箓、云箓、丹书；常用符箓主要有 3 种：护宅护身符（图 7-11）、治病符箓（图 7-12）、求子保产符箓（图 7-13），用途分别是疾病预防、治疗疾病和应对保胎难产[①]。

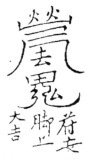

图 7-11　护身符

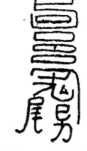

图 7-12　治病符

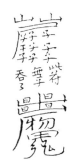

图 7-13　保产符

　　符箓具有浓厚的神秘色彩，被认为是道教进行法力传递的表达方式。它被视为由道气衍生的文字、神灵传达的法言。因此，符箓多采用象征云霞烟雾的字体，多为篆体，符中排列各路神仙名号。这些符号组合最终导致符箓的可读性极差，单纯用文字几乎无法解读。因而，道教教育中，用图形来传授符箓技艺是最常见形式的。

7.3.2　智能技术：歌诀

　　道教医学在逐步发展成为一个成熟医学流派后，知识内容的丰富，信息量的增加，导致学习难度提高。为了更好地记忆病证、药物等知识，韵律歌诀在道医知识传授中得以广泛应用。

　　对于呼吸吐纳的学习，《正统道藏》洞神部方法类中记载了"胎息抱一歌"，作者佚名。歌曰："抱一须知真一源，神明终自有丹田。出入往来心地启，气神相应化胎仙。抱一初传未识真，功勤日久自通神。杳冥之内无相应，蚌含秋月晕结珍。抱一修真有异门，希夷直遭到昆仑。妙息不干玄牝记，时中一气镇长存。抱一须知自在宽，勿令气壅在喉间。若能晓达真诠义，五内三宫自得安"[②]。

　　《玉函经》也称为《广成先生玉函经》，原题为唐代道士杜光庭所著。全文共 3 篇，取名"生死歌诀"，主要介绍了脉理、脉象等知识，是脉学经典之作。歌诀开头就有："切脉定知生死路，但向止代澏中取。看取澏脉喻止代，此是死期之大槩。澏脉喻外有形证，未可断他殂大命。若无形证与代同，尺部见之皆死定"[③]。

　　《血头行走穴道歌》是关于经脉循行的记忆歌诀，作者异远真人，应当是生活于明末清初的道医。该歌诀记载于武学著作《跌损妙方》中，其中对气血子午流注和经络学说在伤科方面的应用极为实用，如"周身之血有一头，日夜行走不停留。遇时遇穴若损伤，一七不治命要休。子时走向心窝穴，丑时须向井泉求。井口是寅山根卯，辰到天心巳凤头"[④]。

① 王庆余，旷文楠. 道医窥秘：道教医学康复术[M]. 成都：四川人民出版社，1994：141-152
② 胎息抱一歌. 道书十八种二十卷[M]
③ 周仲瑛，于文明总主编. 中医古籍珍本集成. 诊断卷. 广成先生玉函经. 崔真人脉诀. 诊家索隐[M].长沙：湖南科学技术出版社，2014
④ 王庆余，旷文楠.道医窥秘：道教医学康复术[M]. 成都：四川人民出版社，1994：102

对于针灸知识的学习，"马丹阳天星十二穴治杂病歌"是其中流传最广的学习歌诀。歌诀记载于明代徐凤所著的《针灸大全》中，题为金代全真派马钰道长所创。歌诀开头有16句进行总括："三里内庭穴，曲池合谷接。委中承山配，太冲昆仑穴。环跳与阳陵，通里并列缺。合担用法担，合截用法截。三百六十穴，不出十二诀。治病如神灵，浑如汤泼雪。北斗降真机，金锁教开彻。至人可传授，匪人莫浪说"；以及对十二穴的取穴与功能主治进行说明，以"足三里"为例："三里膝眼下，三寸两筋间，能通心腹胀，善治胃中寒，肠鸣并腹泻，腿肿膝胻酸，伤寒羸瘦损，气蛊及诸般，年过三旬后，针灸眼便宽，取穴当审的，八分三壮安"[①]。

对于药物知识的学习，较为著名的歌诀有如"蓬莱山西灶还丹歌"，收藏于《正统道藏》洞神部众术类，原题为汉检校仆射金紫光禄大夫黄玄钟撰，应是唐代伪托。其中共记录了172种药物，每种药物都有简要文字说明，对药物性能、形状、采集季节、主治病证都作了介绍；另外对多数药物都配有五言或七言歌诀来帮助学习记忆。

如"石天第五"，药性介绍："俗为纶草，书为武草。性淡毒，生朔方，现形金，长色青。生甲壬，死丁卯，治汞，又治肠风"，记忆歌诀为："遍地开尖叶，寻山展绿微。用浆应夏至，采须鸿雁归"。再如"万年春第七"，药性介绍："俗名水蓝，书为地镜。性玲，生江南道。如蓝，小青老赤。生戊丁，死甲己。治小儿痦，应大寒节，春分后十日采用"；记忆歌诀为："青色尖赤样如蓝，亦在高山亦在潭。先共还丹为舍宅，亦能性玲味能甘"[②]。

7.3.3　技术特征分析

无论是图形还是歌诀，在道教医学知识的传授中都是用来促进学习效果提高的技术手段。

以《性命圭旨》书中"大小鼎炉图"为例。内丹修炼是极为抽象的概念，如何体会其意境难以言表。图中画的是一个炼师端坐在一只古色香的木架椅上，凝神屏息，似在修炼，旁边一位小童正在拿扇炉火，炉鼎之上另外有一只小鼎，称大小鼎炉，下面那只大鼎制成虎头状，造型优美自然，古朴生动，坐在椅子上的人物，长须美髯，丰神俊逸，似道行高深，目光前视，体稍前倾，整个形象温和柔顺，颇有道家风范。这幅图画线条流畅，笔致含蓄，寥寥几笔，画出了作者所要表现的内丹修炼中神气烹炼于丹田之说[③]。

《性命圭旨》中"邪正说"一篇中记录："盖圣师阐教敷扬，备细详说，实欲人人领悟、个个成真。殊不知名愈众而事愈繁，书愈多而道愈晦。况多为瘦辞隐语，孔窍其门，使学者无罅缝可入，往往目眩心摇，辄兴望洋之叹。"在此对道家修炼的难度进行了简要说明。

随后"邪正说"也指明了编写该书的目的，以及图形图像的作用，即让学习者对内丹修炼有个直观的认识，也为消除认识上的误区。其中有："幸吾师尹真人出，欲续大道之一丝，以复无名之古教。于是剪除繁芜，撮其枢要，扫诸譬喻，独露真诠，摽摘正理，按图立象，不可施于笔者笔之，不可发于语者语之——直指何者是铅汞，何者是龙虎，何者是鼎炉，何者是药物，何者谓之采取，何者谓之抽添，何者谓之温养，何者谓之火候，何者是真种子，何者是真性命，何者是结胎，何者是了当……历历发明，毫发无隐。后之有志

① 清·李守先著，高希言、陈素美、陈亮校注，许敬生主编.《针灸易学》校注[M]. 郑州：河南科学技术出版社，2014：42

② 汉·黄玄钟. 蓬莱山西灶还丹歌[EB/OL]. http://www.guoxuedashi.com/a/572500/815616.html[2017-04-15]

③ 朱宇炎. 明版本《性命圭旨全书》中的道画[J]. 中国道教，1995，（3）：45

于道者，再不为丹经所惑也。况丹经子书，汗牛充栋，讲理者多，留诀者少，初无下手入门，次无采药结胎，末无极则归着。后人不识次序，如何凑泊得来？不免有攙前越后之差、首颠尾倒之乱。学道一生，不得其门而入者多矣！间有入门者，而不知升阶；有升阶者，而不知登堂；有登堂者，而不知入室。是以次第工夫，乃修真之首务，岂可缺焉？"①

《道养全书》中同样对图形图像的用途有明确记载。《道养全书》"图像说"中提到：学者用功之时，不得图像指示而印证之，则口授为难，而身上天机及火候何以了然于胸。图虽大半为古人所有者，其中得之传闻，得之体验，亦有为古人所未曾及者——开列于后，如"内景图"，旧有精道循脊背过肛门者，甚属非理，且无子宫命门之象，皆失也。所以学道之人惮言通关，虑及此耳，今改正之。余任督二脉、奇经八脉、普照、返照图、内外药图、火候图、天根月窟图皆集诸经而成。又如返太极、铉方图、龙含狮坐图、鼓巽风图皆得之新授。旧图中所未曾有者并辑之以公同志。若行持坐卧皆关道机不可忽也。斯集萃诸诀之奥，进道其有崖梯矣②。

《黄庭内景五脏六腑补泻图》中对图像的应用途径亦有明确说明。胡愔在其自序中说："今敢搜罗管见，馨竭谀闻，按据诸经，别为图式。先明脏腑，次说修行，并引病源，吐纳除疾，旁罗药理、导引屈伸、察色寻证、月禁食忌，庶使后来学者，披图而六情可见，开经而万品昭然"③。

对于编写歌诀的目的，以《广成先生玉函经》为例。杜光庭在《玉函经》自序中说："谨傍《难经》，略依诀证，乃成生死歌诀之门，非敢矜于实学，欲请示于后昆者焉"④。

综合以上内容可知，正是因为道教医学知识的抽象与难学，历代道医名家绘制图形或编创歌诀的目的都很明确，即用来促进学习。

① 李建章.性命圭旨白话解[M].北京：人民体育出版社，1993：54
② 道养全书三图像说//盖建民.道教医学[M].北京：宗教文化出版社，2001：227
③ 唐·胡愔.黄庭内景五脏六腑补泻图[M].正统道藏洞玄部灵图类
④ 周仲瑛，于文明总主编.中医古籍珍本集成·诊断卷·广成先生玉函经·崔真人脉诀·诊家索隐[M].长沙：湖南科学技术出版社，2014

第 8 章　中国古代教育技术对其他国家医学发展的影响

中国古代传统医学中的各种教育技术手段在与世界各国的文化交流过程中也曾产生过积极影响。对亚欧地区许多国家的医学事业起了不容忽视的作用，尤其是对汉文化圈内的医学影响更为长远。

8.1　汉　方　医　学

8.1.1　日本汉方医学概况

日本是中国的重要邻邦，其文化基因深受中国影响。尤其是中国医学曾经在古代日本成为主流医学并形成独特医学学派。汉方医学，日本传统医学中一流派，源于中国中医学，与日本本土的"和方医学"、西班牙葡萄牙传教士引入的欧洲医学"兰方医学"共同构成日本传统医学体系。

日本远古时代，医学知识主要还是经验的积累。汉方医学在日本起源的准确时间目前无法考证，但较为公认的观点是公元5世纪由朝鲜传入；动因是因朝鲜使者应用中医为天皇治病收效。从此日本医家认识到中国医学的价值，继而在日本掀起学习中国医学的潮流。

隋唐年间，中国进入鼎盛时期，成为亚洲政治经济中心，中日两国医药文化交流密切。公元608年，日本推古天皇派遣药师惠日、留学生倭汉直福因等来中国学医，历时15年，于623年学成回国，带回大量隋唐医书。公元754年唐高僧鉴真应邀，携带大批医书东渡日本成功[①]。公元701年日本颁布《大宝律令·疾医令》，在医事制度、医学教育等方面全面模仿唐朝。

而在日本，奈良时代（710～794年）到平安时代（794～1192年），隋唐医学在日本大面积传播，出现了《药经太素》《大同类聚方》《医心方》等经典医书。镰仓时代（1192～1333年）到室町时代（1336～1573年）中期，宋金元医学传入日本，僧医梶原性全参考《诸病源候论》《备急千金要方》等书，编撰了《顿医抄》与《万安方》；僧医有邻编撰了《福田方》；僧医月湖及其弟子田代三喜参考李杲、朱丹溪学说，编撰了《类证辨异全九集》《济阴方》；曲直徽道三编撰了《启迪集》。安土桃山时代（1573～1603年）到江户时代（1603～1868年），日本汉方医学逐渐发展成型[②]，并先后出现了三大流派：即"后世派""古方派""折衷派"。总体而言，汉方医学理论基础与中医基本一致，学习教材主要为《伤寒杂病论》等经典中医论著；治疗方法以草药为主，但也包括传统的中医治疗手段，如针灸、按摩等。

8.1.2　中国古代教育技术对汉方医学的影响

中国古代传统医学对日本汉方医学的影响是多方面的，而对中国古代传统医学传承起到推动作用的各种技术手段同样也影响了日本医学的发展。这些技术手段在日本的传播主

---

① 国家中医药管理局中国中医药文献检索中心.汉方医学发展历史[EB/OL].http://www.cctv.com/program/zhyy/topic/health/C12827/20040824/102487.shtml[2004-8-24]
② 潘桂娟. 日本汉方医学的起源与兴衰[J]. 中华中医药杂志，2005，（20）：712

要是两种形式：一是直接引进，主要有翻印各种中医著作、誊抄医学图像、复制医学模型等途径；二是消化吸收，主要表现形式有引用、改写、参引中医著作，以及仿制医学图形图像与模型等。若从技术手段的类型来区分的话，最主要的两种即是图形和模型。

（1）医学图形：图形，对中国传统医学在日本的传播各个时期都起过推动作用。最早的记录是 1967 年由坂本太郎、家永三郎、井上光贞、大野晋等校注的《日本古典文学大系·日本书记》（岩波书店版）卷十九中记载：陈文帝天嘉二年（561 年），吴（即今苏州吴县一带）人知聪，携内外典、本草经、脉经、明堂图等 164 卷，经由高句丽赴日本传授医学[1]。这一时期，中医明堂图已经传入日本。

公元 701 年日本颁布《大宝律令·疾医令》，其中对针灸学生的学习内容进行了明确规定："针生讲读《素问》《黄帝针经》《明堂》《脉诀》等，兼习《流注经》《偃侧图》《赤乌神针经》等书"[2]。可见，中医脏腑图形已作为医学课程得到了官方认可。

这一时期，中国进入大唐兴盛时期，日本开始全方位学习中国。日本宽平年间学者藤原佐世模仿《隋志》编纂了《日本国见在书目》（891 年），该书共收唐及唐以前古籍 1568 部，计 17 209 卷。其中所载存中医书籍达 165 部，1309 卷，包括采药图 2 卷、杂药图 2 卷、导引法图 1 卷、本草图 27 卷、神仙芝草图 1 卷、仙草图 5 卷、芝草图 2 卷、产经图 3 卷、三五神禁治病图 1 卷、八史神图 1 卷[3]。由此可见，中医传入日本之图形很丰富。

在后来的日本医学著作中出现大量转载引用的中医图形。最为著名的是日本僧医梶原性全，在其名著《顿医抄》及《万安方》中均有中医脏腑图形（图 8-1）。李经纬教授在《中外医学交流史》（1998 年）中记载："后二条天皇嘉元元年（1303 年），梶原性全撰《顿医抄》五十卷，其中第四十三、四十四卷转载有中国彩色《欧希范五脏图》"[4]。马伯英教授

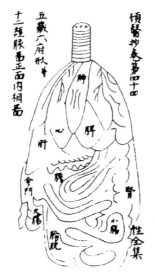

图 8-1　《顿医抄》中记载的正人脏腑图

引自《中国针灸史图鉴》

① 李经纬. 中外医学交流史[M]. 长沙：湖南教育出版社，1998：30-31
② 李经纬. 中外医学交流史[M]. 长沙：湖南教育出版社，1998：52
③ 马伯英.中国医学文化史（下）[M]. 上海：上海人民出版社，2010：49-51
④ 马伯英.中国医学文化史（下）[M]. 上海：上海人民出版社，2010：62

在《中国医学文化史》（2010年）中也有类似记载："《顿医抄》50卷，后二条天皇嘉元元年（1303年）成书……特别是其所记述的人体内景图说，即五脏、六腑、十二经脉等之解剖图，据称是日本医学文献记述之最早者"[1]。而且多数学者认为《顿医抄》《万安方》中所载脏腑图最接近《欧希范五脏图》原貌，在书中均有专门章节来介绍此图。

针灸铜人图是学习经络知识的重要工具。明代成化十年（1474年），镇江府史素依据北宋石藏用铜人图，重新刊刻绘制了正人图与伏人图两幅，但伏人图已佚。后日本医家据此进行了摹绘，图8-2即为摹绘彩色铜人图，尺寸为134.3cm×54.8cm。明弘治年间，丘濬在史素铜人图的基础上进行了重绘，只在部分腧穴上有所区别，并增加了脏腑内容；图形尺寸为131.1cm×49.4cm；该图也被日本医家摹绘且收藏[2]。两幅铜人图复制品均保存在日本大阪针灸学校针灸博物馆，迄今为止，两幅图形依然在日本针灸教学中发挥作用。明代正统石刻《铜人腧穴针灸图经》至今在日本宫内厅图书寮收藏（图8-2、图8-3）。

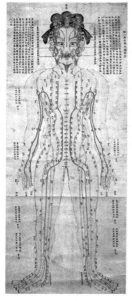

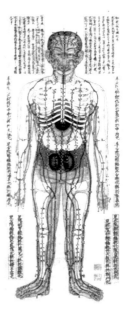

图8-2　日本摹绘史素铜人图　　　　　图8-3　丘濬铜人图

日本正德四年（1714年），即康熙五十三年，京都本草学派创始人稻生宣义（又称稻生若水）刊印了《本草图卷（本草图翼）》共4卷2册，收载了《本草纲目》中的大量图形，加上补充的其他图形，总计达443幅[3]。

《十四经发挥》，经典经脉学著作，由元代滑寿撰，刊于1341年。宽政十年（1798年）日本开始出现单行本（图8-4）；后被收录于《针灸医学典籍大系》中[4]。

《崔知悌灸劳法》在宋代极为流行，其中崔氏灸四花穴法文字与图形被多种古医书引用，而在日本也被多次翻印。如宋代（1253年）出版的《严氏济生方》，日本享保十九年（1734年）被翻印。宋代（1117年）出版的《圣济总录》，日本文化十三年（1816年）出现活字

① 李经纬. 中外医学交流史[M]. 长沙：湖南教育出版社，1998：116
② 黄龙祥. 中国针灸史图鉴[M]. 青岛：青岛出版社，2003：240-251
③ 李经纬. 中外医学交流史[M]. 长沙：湖南教育出版社，1998：185
④ 黄龙祥. 中国针灸史图鉴[M]. 青岛：青岛出版社，2003：291

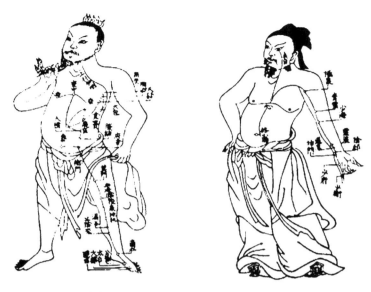

图 8-4　宽政十年版《十四经发挥》

本。《幼幼新书》（1150 年）也出现了日本抄本。而 1800 年，日本春鹤堂主人编纂的《四花膏肓图说》对各种四花穴法的介绍最为完整①。

《中国接骨图说》，也称《正骨范》，日本医家二宫献彦可著于 1808 年，该书总结了 18世纪中国骨伤科的主要经验，介绍的颈椎、腰椎的旋转复位法来自于《诸病源候论》《备急千金要方》；全书包括"接骨总论""正骨图解"和"接骨经验方"；其中"正骨图解"中绘有十五母法、三十六子法的骨折整复图及说明②。

日本文化十年（1813 年），三谷公器等出版了《解体发蒙》一书，其中人体脏腑图与脉络图均为彩绘（图 8-5）；脏腑图的参考原型应为存真图。

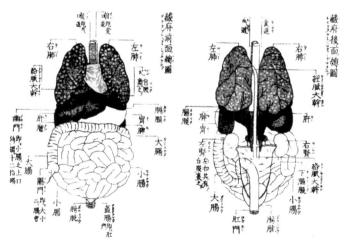

图 8-5　《解体发蒙》中正伏人脏腑图

引自《中国针灸史图鉴》

---

① 黄龙祥. 中国针灸史图鉴[M]. 青岛：青岛出版社，2003：474-475
② 夏铂. 中医骨伤科技术发展史论[D]. 哈尔滨：黑龙江中医药大学，2010：31

　　1829 年日本普一本庄用中文所著的《眼科锦囊》刊行。书中既有现代医学关于眼睛成像原理、解剖生理理论和图像，也有与中医相关的眼科治疗技术，以及眼科器械图、器械施用图和眼科手术图多幅。1868 年日本中川淡斋用日文所著《眼科方略》中也有相似的图像。任旭考证后认为，《眼科锦囊》一书中图像人物的服饰和发型，都是中国清朝装束；书中的一些内容也明显是中国的医学技术。因此推定，这些图像应该是依据中国人治疗眼病的场景所绘。中国绘有这些图像的古籍，已经在中国失传，但这些技术在日本的眼科著作中得以保存[①]。

　　（2）医学模型：除了图形，医学教学模型同样对日本医学影响巨大。日本曾经从中国以各种方式引入针灸铜人，也尝试对铜人进行仿制。

　　最早的记录是在明代，马伯英教授的《中国医学文化史》记载了早期的铜人赴日的情形。竹田昌庆（号明室），1369 年入明，带回针灸铜人，日本《本朝医考》曰："本朝永和四年戊午，载得大明医家秘诀及铜人等归。"明历三年（1657 年）毁于江户大火。丹波元简《医賸·附铜像考》中云："《本朝医考》载竹田昌庆明室洪武中入明，载铜人归。闻其制如夏竦所言。正是正统以前，仿旧式而造者。后毁于明历之灾，实可惜也。"此铜人到日本后影响极大，保存达 279 年，大大促进了日本针灸学的发展[②]。

　　英国 Wellcome 医史博物馆也藏有一具日本黄杨木雕人体解剖模型（No43 R119/1940）（图 8-6），高约 8.8cm，头为实心，躯干镂空，雕有五脏六腑与横隔，其立体形象与《存真图》相符，靳士英教授考证其可能是 14～18 世纪上半叶的作品[③]。该模型躯干胸腔内有心、肺、心系；腹腔左为脾，覆盖胃，右为肝，下为胆；腰有肾，大小肠；再下部有膀胱、直肠、肛门。这与《万安方》中内脏结构基本相似（图 8-7）。

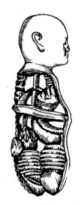 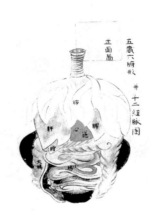 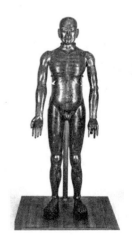

　　图 8-6　日本黄杨人体木雕　　　　图 8-7　《万安方》脏腑图　　　　图 8-8　日本江户铜人
　　　　　　　　　　　　　　　　　　　　　　　　　　　　　　　　　　　引自《中国针灸史图鉴》

　　日本宽文二年（1662 年）曾经仿制铜人；万治三年（1660 年）、贞亨元年（1684 年）

　　① 任旭.眼科古籍《审视瑶函》图像探析[J].中国中医眼科杂志，2011，10：302
　　② 马伯英.中国医学文化史（下）[M].上海：上海人民出版社，2010：71
　　③ F.N.L.Poynter.Chinese Medicine.London：Wellcome Historical and Medical Museum and Libray.1996；13//靳士英.五脏图考[J].中华医史杂志，1994，（4）：75

还曾仿制过针灸木人。至今，东京大学医学部收藏还收藏了万治针灸木人等模型①。

日本现今留存的针灸铜人仅有一座，藏于日本东京国立博物馆（图 8-8）。该铜人高 160.6cm，除躯架外，还有 11 块活动部件组成，全身腧穴名 365 个，穴位 674 个。经黄龙祥教授考证，认为该铜人为 18 世纪末，由江户时期幕府医官山崎次善仿制；铜人腧穴均为参考宋代王惟一的《铜人腧穴针灸图经》制作，除总数多出 11 穴外，基本与天圣铜人一致②。

8.2　韩国东医学

8.2.1　韩国东医学概况

从西汉开始，朝鲜政权很长时间内都是中国的附属或同盟，直到晚清时期。因此，朝鲜文化受中国的影响最为深远，传统医学也与中医学渊源极深。韩医学，古代称为东医、汉医学或汉方医学，是朝鲜半岛的一种传统医学，主要是在传统中医、印度传统医学和佛教医学的基础上发展起来的。20 世纪朝鲜半岛分裂后，韩国改称东医为"韩医"，朝鲜仍然称其为"东医"。

公元前 2 世纪，汉武帝在朝鲜半岛置三韩四郡，通常认为这一时期中国医学开始进入朝鲜半岛。有史记载的医药交流在三国时代（313～668 年），如公元 541 年，梁武帝派医师前往百济，带去医学成果③；561 年，吴国人知聪将中国最早的医书，如《内外典》《药典》《明堂图》等 164 卷传到韩国。新罗时代（668～918 年）中医学开始大量进入朝鲜半岛；如朝鲜建立最早的医学教育机构，主要教授《神农本草经》《针灸甲乙经》《素问》《针经》《脉经》《明堂经》和《难经》等。到高丽时代（918～1392 年），《太平圣惠方》等医学著作传入朝鲜④。李朝时期（1392～1910 年），朝鲜东医学成型。1986 年 4 月，韩国将"汉医学"改为"韩医学"。

朝鲜东医学成型的几本标志性著作有：1226 年崔宗俊著的《乡药方救急》3 卷问世；到李朝时期，1445 年，金礼蒙等编成《医方类聚》365 卷，其中引用唐宋元明医书达 153 种⑤；而 1613 年，许浚编成《东医宝鉴》，是韩医学集大成者，其中引用中国医学典籍 80 余种⑥。韩医学主要学习内容为《黄帝内经》《神农本草经》《伤寒论》《诊断学》、方剂学及具有韩国特色的四象医学教育等。

8.2.2　中国古代教育技术对韩国东医学的影响

陈文帝天嘉二年（561 年），苏州人知聪带包括内外典、《神农本草经》《脉经》《明堂图》等中国古籍赴日，途经朝鲜半岛而居留传授汉医一年余⑦，对朝鲜医学产生了重要影响。

李经纬教授在书中记载：新罗孝昭王二年（692 年），唐武周天授三年，武则天遣使新罗册封，朝鲜仿依唐代医事管理与医学教育制度，设置医学博士 2 人，并以引进的中国医学典籍

① 黄龙祥. 东京国立博物馆针灸铜人研究的突破与反思[J].自然科学史研究，2005，（1）：5
② 黄龙祥. 东京国立博物馆针灸铜人研究的突破与反思[J].自然科学史研究，2005，（1）：2-8
③ 张海凌. 韩国的传统医学[J]. 天津中医，1994，（1）：47
④ 薛一涛. 韩国的传统医学[J]. 山东中医药大学学报，1998，（1）：60
⑤ 吴作. 韩国的传统医学[N]. 中国中医药报，2001：4
⑥ 张世筠. 传统医学的璀璨明珠-韩医（上）[J]. 当代韩国.1995，（11）：58
⑦ 马伯英. 中国医学文化史（下）. 上海：上海人民出版社.2010：22

《神农本草经》《素问》《针经》《脉经》《针灸甲乙经》《明堂图》与《难经》等作为医学教材和参考书，以培养医学生[①]。这一时期，《明堂图》作为教材内容开始得到官方认可。

马伯英教授在《中国医学文化史》一书中记录了朝鲜最早的铜人图资料：永乐十三年（1415 年）四月，朝鲜使节尹吴真来求《针灸铜人经》，明太医院于十月以《针灸铜人仰伏彩画》两幅赠之携回[②]。在朝鲜《李朝实录》中"太宗实录"部分，卷第三十中记有关于朝鲜派遣吴真来中国请赐铜人图的史料，太宗十五年（1415 年）十月丁亥条："帝赐我铜人图。千秋使吴真回自京师。礼部咨曰。准国王咨。该本国针灸方书鲜少。移咨奏请给降铜人取法便益。本部官钦奉圣旨。著太医院画两个与他去。钦此，行移太医院采画针灸铜人仰俯二轴，就付吴真领回"[③]。太宗十五年十二月丁丑条："命刊印针灸铜人图颁布中外"[④]。从这可以看出，铜人图在明代传到了朝鲜，而且在朝鲜全境得到了大面积推广。

《乡药集成方》《医方类聚》《东医宝鉴》三部书合称朝鲜东医三大古典医籍。卢重礼、俞孝通、朴允德等编纂的《乡药集成方》刊于 1431～1433 年，全书 85 卷，其中引用我国中药医著中的大量图形，仅《图经本草》就有 314 条[⑤]。金礼蒙等编纂的《医方类聚》出版于 1477 年，书中首卷就载有五脏六腑图，但均为分图，包括五脏及胆并有守神、灵兽，疑似引用我国道家医学作品。许浚编纂的《东医宝鉴》刊行于 1613 年，书中记录了人体内景外景图形等，其首卷所载身形脏腑图，应当来自龚廷贤的《万病回春》（1587[⑥]）（图 8-9）；其中可以看到，《东医宝鉴》中人体脏腑图结构、器官组成基本与《万病回春》中脏腑图描绘一致，只是人中（水沟）、承浆、丹田等腧穴名称没有标注。

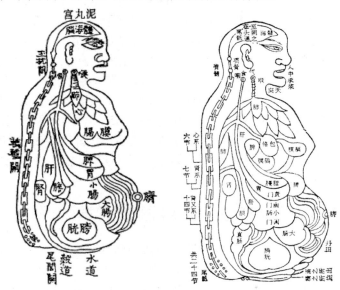

图 8-9　　《东医宝鉴》[⑦]《万病回春》[⑧]中所载人体脏腑图

---

① 李经纬.中外医学交流史[M].长沙：湖南教育出版社.1998：72
② 马伯英.中国医学文化史（下）.上海：上海人民出版社.2010：30
③ [朝]太宗实录.卷三十//黄龙祥.中国针灸史图鉴[M].青岛：青岛出版社，2003：240
④ 李朝实录.太宗大王实录[M].卷第三十//靳士英.韩国昌德宫所藏古铜人[J].中国科技史料，2000，（3）：268
⑤ 李经纬. 中外医学交流史[M]. 长沙：湖南教育出版社，1998：233
⑥ 靳士英. 五脏图考[J]. 中华医史杂志，1994，（4）：76
⑦ 许浚. 东医宝鉴.影印本[M].北京：人民卫生出版社，1982：72
⑧ 明·龚廷贤. 万病回春[M]. 天津：天津科学技术出版社，1993：39

除了图形，医学模型对朝鲜东医学的影响也不容忽视。在韩国德寿宫藏有一具针灸铜人（图 8-10），身高 85cm，全身刻有十四条经脉，标注腧穴名 354 个，共 657 穴，与《铜人腧穴针灸图经》及《十四经发挥》中记录腧穴数一致，靳士英教授研究认为该铜人应当是朝鲜李朝时期医官自制[①]。黄龙祥教授认为该铜人应该是明嘉靖年间制作，铜人腧穴定位除《十四经发挥》与《医学入门》外，可能还参考了明弘治丘濬铜人图或明万历赵文炳铜人图[②]。

针灸铜人在朝鲜医学教学中曾经发挥了重要作用，尤其是对宫廷女医的培养，而最主要的应用方式是对女医针灸技能的考核。在《李朝实录》中对此有相关记载，世宗十五年（1433 年）六月壬午条：典医提调黄子厚上言"令铸钟所铸成铜人，依点穴之法而试才，则试取之法亦可实矣。命令礼曹商榷以启"[③]。在成宗九年（1478 年）三月乙酉条明确载有女医每月下旬点穴的要求，岁抄还行"点穴通考"[④]。

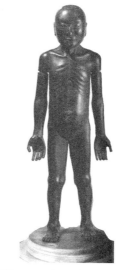

图 8-10　韩国德寿宫铜人
引自《中国针灸史图鉴》

8.3　中国古代教育技术对其他国家医学的影响

在日本、韩国以外，因为战争移民、丝绸之路等商业交流，中国古代传统医学中的各种技术手段也曾对亚欧等地的部分国家医学发展产生过积极作用。

8.3.1　波斯

古代伊朗的伊尔汗王朝宰相拉什德·阿尔丁·阿尔哈姆丹尼（1247—1318）主持编译了波斯文中国医学丛书《伊尔汗的中国科学宝藏》，其中包括《王叔和脉诀》等四部中国经典医著。丛书中转载了大量中国医著中的药用植物插图及人体脏腑图等（图 8-11）。李约瑟先生在《中国科学技术史》第一卷中即转载了其中部分脏腑、脉诀图[⑤]。《伊尔汗的中国科学宝藏》中所载脏腑图为右侧位图，从图上可以清晰地辨认心脏、横膈膜、肝脏、肾脏等器官，图上部有波斯文注释；靳士英教授考证该图应当引用的是《存真图》中的心气图[⑥]；此外还有以八卦与昼夜结合成图，用来说明患者体温的升降情况；以及用来描绘脉诊寸关尺部位的脉经图，应当是对王叔和医学理论的图形化阐释方式。

8.3.2　欧洲地区

中医药在欧洲的传播多在明清以后，较为出名的是波兰籍耶稣会士 Michael Boym，他翻译了晋代王叔和《脉经》和中医诊病法，并列举中药 289 味，1658 年辑成《中医津要》（ *Clavis Medica ad Chinarum Doctrindm de Pulsibus* ），于 1688 年出版。荷兰东印度公司的外

① 靳士英. 韩国昌德宫针灸铜人考[J]. 广州中医学院学报，1994，（11）：165-168
② 黄龙祥. 中国针灸史图鉴[M]. 青岛：青岛出版社，2003：235
③ 李朝实录. 世宗实录[M]. 卷第六十.36//靳士英.韩国昌德宫所藏古铜人[J].中国科技史料，2000，（3）：269
④ 李朝实录. 成宗实录[M]. 卷第八十九.14//靳士英.韩国昌德宫所藏古铜人[J].中国科技史料，2000，（3）：269
⑤ 李约瑟. 中国科学技术史第一卷[M]. 北京：科学出版社，1990：228-229
⑥ 靳士英. 五脏图考[J]. 中华医史杂志，1994，（4）：76

科医生 Andreas.Cleyer de Cassel 将其手稿改名为《中国临床》(*Specimen Medicinae Sinicae*),

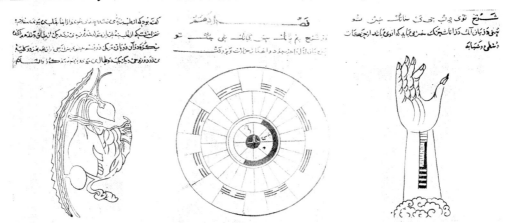

图 8-11　《伊尔汗的中国科学宝藏》中的内脏解剖图、八卦与昼夜图、脉经图

引自李约瑟《中国科学技术史》

并于 1682 年在法兰克福出版,书中附有木刻插图 143 幅,铜版图 30 幅[①](图 8-12)。靳士英教授认为书中记载的中医脏腑图为左侧位,其结构与高武《针灸聚英》(1529)中的内景图有一点相似,但更像清代雍正武英殿明堂图中的内景图[②]。

在俄罗斯圣彼得堡的冬宫博物馆还藏有一具针灸铜人(图 8-13),该铜人由青铜铸造,高 175.5cm,全身腧穴 654 个,穴名 352 个;据考证为明正统年间仿宋针灸铜人[③]。

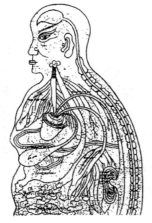

图 8-12　*Specimen Medicinae Sinicae* 中的内景图

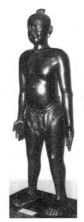

图 8-13　俄罗斯冬宫铜人

来自《中国针灸史图鉴》

除了以上国家和地区,亚洲还有一些国家也受中医影响极大,如越南。明清时期,李梃的《医学入门》《景岳全书》等传入越南,其中脏腑图等医学图形影响了越南北方医派的发展。还有学者考证,中世纪阿拉伯医学中的解剖图完全摹抄自中国[④];对此,可从中世纪阿拉伯的医著,如《阿维森纳医典》等书中发现依据。

① 赵春晨.中西文化交流与岭南社会变迁[M].北京:中国社会科学出版社,2004
② 靳士英.五脏图考[J].中华医史杂志,1994,(4):77
③ 黄龙祥. 中国针灸史图鉴[M]. 青岛:青岛出版社,2003:201
④ 祝亚平. 中国最早的人体解剖图:烟萝子《内境图》[J]. 中国科技史料,1992,(2):65

结　语

　　中国古老的传统医学历经千年延续至今，其包含的丰富知识与技艺依然在为维护人体健康发挥功用，但传统医学的临床实效、独有的诊断方式、特色鲜明的理论基础等仍显神秘，以今天的科学水平仍难以进行完全解释；而这些并不影响古老的传统医学在今天的疾病防治中焕发光彩。因此，本研究认为，如此庞杂的医学知识传承过程中，媒体技术或其他技术因素一定在其中起过不可忽视的作用，经过对中国古代传统医学文献的系统梳理，初步得到以下结论：

　　观点一：古代传统医学中存在朴素教育技术手段

　　众所周知，教育技术是一个现代概念，本研究的目的并不是要着力于论证我国古代教育技术的精确起源，或是依据我国古代史实对教育技术含义进行演绎或拓展，更不是为争论我国教育技术发展史究竟与国外发展情况孰长孰短，而是希望通过借鉴教育技术的内涵来梳理我国古代科技知识传承中曾经发挥过积极贡献的技术因素与设计手段，发掘古代科技教育中有效的传承技术，以期对今日科学技术的承继发展起到参考价值。

　　承前所述，技术是人类在利用自然、改造自然，以及促进社会发展的过程中所掌握的各种活动方式、手段和方法的总和[1]。也就是说，技术不仅仅是工具和手段，还包括方法和活动方式。但是，对古代传统医学产生过影响的技术因素多种多样，如传播技术、金属加工技术、手工制作技术、绘图技术、翻译技术、通讯技术、农业技术等。参照教育技术的含义：教育技术是人类在教育活动中采用的一切技术手段和方法的总称[2]，意即，研究所需关注的并非医学技术本身，而是对医学知识传承产生过作用的技术因素。在对影响我国古代传统医学传承的各种因素进行综合梳理后，研究对象定位为传播技术，其中首先是物化的传播技术，如由刀刻、手写的甲骨、简牍、丝帛发展到通过印刷技术形成的医书、图片，木制、铜制的人体模型，以及由砭石、骨针发展到金属制成的实物针具等技术形式；其次是传播技术中的软技术，即为达到更好地传播效果，对知识进行的技术化加工形式，如为助学编写的医学歌诀、为保健养生设计的动作套路等。

　　首先，本书从医学图形、模型、歌诀、动作套路四种医学卫生知识常见形态对历代经典技术范例进行了整理，发现传统医学中有大量的相关内容存在。图形图像是古代医学教育中应用最为广泛的媒体技术形式，医学基础理论、诊断、药物、方剂、临床、养生等各个领域都有大量图形的存在。仅对《中国中医古籍总目》中收录的部分本草专著中记载有图形的 55 种进行统计，包括图像总计达 15 048 幅；而载入图像达百幅以上的医著就有 27 种；其中涉及眼科临床的专著达 71 部，记载的图像共有 1483 幅。对于医学模型，从宋代天圣铜人开始，可考证的针灸铜人就达 11 种，如明代正统铜人、明嘉靖仿制铜人、高武铜人、清代乾隆铜人、光绪铜人，甚至有蒙医铜人；在国外留存的针灸铜人分布在韩国、日本、英国、美国、俄罗斯五国，其中更有仿制中国古代铜人，也有通过各种渠道收藏的中国铜人。医学歌赋是传统医学知识普及的常用手段，无论是诊断、针灸临床或是药物本草，

　　① 李龙. 教育技术学科的定义体系：一论教育技术学科的理论与实践[J]. 电化教育研究，2003，（9）：4
　　② 李龙. 教育技术学科的定义体系：一论教育技术学科的理论与实践[J]. 电化教育研究，2003，（9）：8

只要有大量需记忆、背诵的知识内容，都会有助学歌诀歌赋的出现。如针灸临床中，清代以前的针灸专著中，载有针灸歌赋的就达 40 多部，其中记载的针灸歌赋有 1045 首；记载有中医本草的文献更是达到 200 多种。此外，其他各种散佚的医学助记歌诀辞赋更是不计其数。动作套路是医疗体育的重要研究内容，也是卫生保健知识传播的重要方式。古代流传至今的导引术、养生术套路林林总总，其中的八段锦、养生太极等都已发展成门派众多的庞大体系。类似范例，在我国古代传统医学中不胜枚举。

其次是要探讨古代传统医学中的这些技术手段究竟对医学知识传承起过作用与否。中国古代传统医学传承方式虽然有官方教育、民间流传等多种形式并存，但其中发挥最主要作用的还是民间的师承授受；而在教学方式上也以口传心授为主；学习方法更是强调经典背诵。因此，对于直接描述医学知识传承手段的相关史料相对较少，这给本研究带来了较大困难，但依然从留存的各类资料中可以看到各种技术手段在医学史上发挥的重要作用。

傅维康教授考证，南朝时期我国就已经在针灸医学教育中运用图形教学，刘宋元嘉二十年（443 年）由太医令秦承祖奏置医学以广教授并绘制《偃侧人经》《明堂图》等教育学生[1]。可见，图形在针灸教育中的作用已在 1000 多年前就以官方法令给予过规定。唐代对针灸学生教材的明确要求就有明堂图，考核甚至要求达到"读明堂者即令检图识其孔穴"[2]，可以知道明堂图在唐代针灸学习中占有的重要地位。类似情形还可以从唐代名医孙思邈的记述中发现，他在《备急千金要方》中记载："去圣久远，学徒蒙昧，孔穴出入，莫测经源"[3]，从中不难看出：其一，唐代医学生学习材料中采用了明堂图；其二，孙思邈重修明堂图的原因就是旧明堂图绘制年代太久，中间存在很多错误，容易产生学习误导，即明堂图是知识考核的重要参考标准。到宋代，王惟一于 1027 年编著成《铜人腧穴针灸图经》，立刻由医官院以木板刊行，用于指导针灸实践；而天圣铜人铸成后，一樽放在医官院，一樽则放置在相国寺；并又将针灸图经刻石竖立在两旁，以方便医生对比学习；可见针灸铜人不单担负着医生培养专业教育的职责，还有公众医疗卫生知识教育的作用。

采用歌诀形式来帮助学习，对于中国这样的诗歌大国来说应当是极其受欢迎的一种形式。西汉元帝时黄门令史游作《急就篇》，该书以韵文形式编成，有三言、四言、七言韵句；其中内容涉及姓氏、饮食、衣物、器皿等；该书为启蒙读物，本为推广汉字之用，但因实用性高，被民间当成常识教程；而其中记载了植物、动物、药物、疾病等内容，因此成为最早的医学知识普及教材，如"牡蒙甘草菀藜芦，乌喙附子椒芫华。半夏皂荚艾橐吾，芎藭厚朴桂栝楼。款东贝母姜狼牙，远志续断参土瓜。亭历桔梗龟骨枯，雷矢雚菌荩兔卢"，《急就篇》也成为后世仿效的范本。在明代，官方医学教育中的分科精细、教材数量多、难度大，考核要求高；而这些经典不易研读，于是医家开始着手编写通俗读物，以韵文形式呈现，如刘纯 1388 年所著《医经小学》、李梴于 1576 年编写的《医学入门》。这些载有大量韵文的通俗读物成为明代太医院学生入门或参考书籍。直到今天，明堂图依然在针灸教学中扮演着重要的学习工具角色；各种人体或器官模型也在课程中大量使用，制作材料也从金属、塑料、橡胶到木质等各种类型都有出现；歌诀辞赋在记忆性知识的学习中更为普及，医学体系的发展完善更促进了新的歌诀出现；动作套路在医疗保健知识的普及中发挥了巨大作用，除了走出国门的太极拳、八段锦等，从学校的眼保健操、广播体操，以及遍

① 傅维康. 针灸推拿学史[M].上海：上海古籍出版社，1991：115
② 李经纬. 中国医学通史（古代卷）[M]. 北京：人民卫生出版社，2000：235
③ 孙思邈. 千金方. 备急千金要方. 卷二十九. 针灸上

布大街小巷的广场舞蹈就可窥一斑。

我国古代传统医学中的这些技术手段对其在国外的传播也起到了不容小觑的成效。日本于公元 701 年，在《大宝律令•疾医令》中将中医脏腑图内容作为针灸学生学习的必修内容进行了明确规定。而针灸铜人图中的经典之作，明代成化十年镇江府史素重绘铜人图、明弘治年间丘濬重绘铜人图都有日本医家进行过摹绘且收藏，而且至今两幅铜人图复制品均保存在日本大阪针灸学校针灸博物馆。朝鲜在同一时期，即新罗孝昭王二年（692 年），唐武周天授三年，模仿大唐医事管理与医学教育制度，将明堂图等作为教材内容选入官方医学教育中；而在明永乐十三年（1415 年）四月，朝鲜派使节来索取《针灸铜人经》，明太医院将《针灸铜人仰伏彩画》两幅赠予；随后李朝政府将两幅画在朝鲜全境大面积刊印、推广。

关于古代传统医学中的图形如何在教学中应用的史实我们无法一一考证，但从北宋以后存真图、经络图等千年的承续，以及《铜人腧穴针灸图经》《人镜经》《针灸聚英》《十四经发挥》《三才图会》《活人书》《医宗金鉴》《经脉图考》等各种医学著作中对其转载情形可知，这些图形得以流传演变，就是它们在传统医学中的生命力所在。

再次，必须确定这些技术手段在中国古代传统医学中所起的促进推动作用是偶发的、零散的，还是曾经系统地影响到整个传统医学体系。对此，本书将各种技术手段与医学体系中的具体门类进行了对照映射，见表 9-1。

表 9-1　传统医学中的教育技术形式

学科分类	知识内容	技术形式
基础医学	医学理论	阴阳五行图、内景图、外景图（经络图、身形图、骨度图）
	诊断学	舌诊图、脉诊图、尿诊图
	药物学	本草图、药物炮制图、本草歌诀
临床医学	内科	病证诊断歌诀
	外科	伤科手法复位图、病证诊断歌诀
	妇科	妇科模具、病证诊断歌诀
	儿科	指纹诊图、病证诊断歌诀
	五官	眼科图、病证诊断歌诀
	针灸推拿	明堂图、针具图、针灸铜人、经络漆人、病证诊断歌诀
养生保健医学	养生学	导引术、动作套路
	康复学	按摩图
	卫生保健	医事图、嫁妆图

从表 9-1 不难看出，即便是现代医学分类体系，几乎都可以看到古代传统医学中的教育技术形式存在。因此可以说，教育技术对传统医学的影响几乎是全方位的。

观点二：古代传统医学教育技术大致经历了萌芽、起步、成熟的发展脉络

通常认为，中国传统医学发展经历的历史过程是，在春秋以前是知识积累阶段、战国到两汉是奠基阶段、两晋到隋唐五代时期是快速发展时期、宋金元时期是系统发展时期、明清以后走向成熟完善。而传统医学教育发展的历史轨迹大致是按照先秦时期萌芽、两汉时期成型、南北朝至隋唐开始官学教育、宋代形成完善的医学教育体系、明清走向成熟的发展轨迹。在这条发展的轨迹中，可以看到技术对医学教育所产生的影响几乎是同步的。在远古时期，巫医混同；文字的出现让疾病有了记录，巫医开始分离，医学开始起步；两汉时期社会稳定，医学技艺发展迅速，从人体图形、针灸漆人模型、本草歌诀等手段的应用可以看出医学领域内各专科开始成型；隋唐时期开始探索医学教育体制，医学教育人才培养机制开始健全；两宋时期经济文化高度发达，手工业、冶金技术也日益精湛，体现在医学教育上文本教材内容丰富、能够制作精密针灸铜人、印刷术成为促进医学知识普及和广泛传播的重要技术手段；明清以后，医学发展成熟，技术在医学教育中的应用开始系统化。

为了理清古代传统医学中曾经发挥过作用的那些技术手段的演变过程，本书将所能查阅到的且较为知名的史实进行综合归纳，罗列成表，并做简略统计（表9-2）。

表 9-2　古代医学教育技术史料汇总

朝代	图形图像	模型	歌诀
春秋战国	《黄帝中诰孔穴图经》		
秦汉	导引图	双包山漆人	
		老官山漆人	
		吴楼一号陶俑	
		南阳针灸陶俑	
		夫妻合葬陶俑	
三国两晋	《黄帝十二经明堂偃侧人图》		
	《华佗内照图》		
	《抱朴子》芝草图		
南北朝	《产经》		
隋唐	《崔氏纂要方》		
	《新修本草》		
	《仙人水镜图诀》		
	《银海精微》		
	《孙思邈三人明堂图》		
五代	《烟萝子内境图》		
宋	《铜人腧穴针灸图经》	天圣铜人	《铜人腧穴针灸图经》
	《欧希范五脏图》		《伤寒百证歌》
	《本草图经》		《伤寒百问歌》
	《证类本草》		《卫生家宝产科备要》
	《存真图》		《活人事证方》
	《存真环中图》		《宝庆本草折衷》
	《内外二景图》		《妇人大全良方》
	《活人书》经络图		《仁斋直指方论》
	《崔知悌灸劳法》		《走马急疳真方》
	《十二经脉气穴经络图》		《本心斋蔬食谱》
	《灸膏肓腧穴法》		

续表

朝代	图形图像	模型	歌诀
宋	《仲景三十六种脉法图》		
	《幼幼新书》		
	《绍兴本草》		
	《卫济宝书》		
	《察病指南》		
	《编集诸家婴儿病证幼幼方论》		
	《外科精要》		
	《备急灸法》		
金元	《子午流注针经》		《子午流注针经》
	《活幼口议》		《图经备要本草诗诀》
	《针经摘英集》		《针经指南》
	《敖氏伤寒金镜录》		《图经节要本草歌括》
	《十四经发挥》		《秘传痘疹玉髓》
	《澹寮集验秘方》		《扁鹊神应针灸玉龙经》
	《痈疽神妙灸经》		"十八反"与"十九畏"
	《脉诀指掌病式图说》		《琼瑶神书》
明	《图注脉诀》	正统铜人	《医经小学》
	《痘治理辨》	嘉靖铜人	《针灸大全》
	《针灸节要》	高武铜人	《苍生司命》
	《针灸聚英》	乐家药铺铜人	《痘疹金镜录》
	《神农皇帝真传针灸图》	半跪铜人	《野菜谱》
	《古今医统》	锡制铜人	《针灸聚英》
	《灵枢注证发微》		《医圣阶梯》
	《本草纲目》		《医学入门》
	《补遗雷公炮制便览》		《茹草编》
	《万育仙书》		《片玉痘疹》
	《针灸大成》		《针灸大成》
	《人镜经》		《药性歌括四百味》
	《本草原始》		《针方六集》
	《类经图翼》		《明医选要》
	《审视瑶函》		《类经图翼》
	陈希夷导引坐功图		《景岳全书》
	《山公医旨》		《救荒野谱补遗》
			《药性赋》
清	《尤氏喉科大法》	藏医曼唐	《凌门传授铜人指穴》
	《痘疹定论》	乾隆铜人	《经络歌诀》
	《沈元善先生伤科》	光绪铜人	《汤头歌诀》

续表

朝代	图形图像	模型	歌诀
清	《种痘新书》	蜀府铜人	《古今图书集成·医部全录》
	《医宗金鉴》		《医宗金鉴》
	《小儿推拿广意》		《时方歌括》
	《伤科汇纂》		《医学三字经》
	《医林改错》		《金匮方歌括》
	《外科图说》		《针灸逢源》
	《类编药性脉法方论》		
	《喉科七种·咽喉秘本》		

本书归纳的是流传较为广泛的医学教育技术专著、实物等 120 余种，每种史料均当成独立事件进行统计，先对各种史料出现的时间进行认定，而后通过 EXCEL 表格生成技术出现年代的分布散点图。在计算过程中，对于部分无法考证确切年代，只有大致朝代的资料，其计算时间采用当朝年限中位数来计算；对于只有记录"某朝初或某朝末"的资料，在该朝年限的前或后 1/3 基础上取中位数。需要特别说明的是，这些素材的累加并非是史实的精确计量，计算的数据只是部分流传较广的典型内容，并非完全统计，为在定性分析的基础之上作为参考，仅当辅助说明之用。此外，因动作套路形成往往是多年的积累，所以难以界定其成型日期，故此处不进行归纳；性教育工具"压箱底"是极为私隐的物品，其产生与发展等时间也难以追踪，因此，本书也不予统计。

将三种不同技术类型出现的年份导入 EXCEL 中，生成散点图（图 9-1）。从图中可以很清晰地看出各种类型的技术发展趋势，即基本呈线性；医学图形的应用可以看到资料最多，应用时间最长；医学模型相对较少，多集中在明清时期；医学歌诀的成型发展是宋代开始，大量歌诀被创作应用于医学教学。

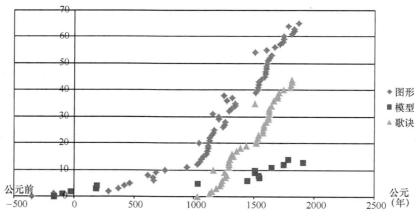

图 9-1 古代医学中不同技术出现年代分布散点图

将各种技术类型出现年份综合汇集后，导入 EXCEL，生成散点图（图 9-2）。从图中可以看出，将古代传统医学中的教育技术典型个案集中统计后总体呈现态势是整体基本呈线性上升；北宋之前，各种技术手段的应用都是比较零散的；宋金元时期，各种专为医学教育设计的教具、歌诀等开始集中出现；元末明初出现一定空白，也许是因为战乱的原因，影响到医学教育；明中后期及清代，各种医学教育技术手段出现得更为密集。

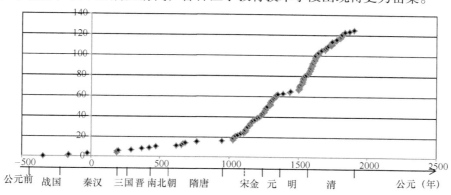

图 9-2　古代医学中技术出现年代综合分布散点图

　　因此，在综合以上论述的基础上，本书将古代传统医学中的教育技术发展划分为三个阶段：

　　第一是萌芽阶段，时间是在远古到隋唐以前。这一时期的代表技术形式有内景图、明堂图、芝草图、针灸漆人等。

　　这一阶段呈现的主要特点：一是零散化，即指这些教育技术形式的出现相对零散，影响面积也相对较小；二是偶然性，即每一种应用手段出现具有较大偶然性，并非在某一医学领域中集群呈现，多是取决于医家个人原因。

　　第二是起步阶段，时间是宋金时期。这一时期的代表技术形式如针灸铜人及大量配有图形的本草专著出现、存真图等经络图形广为传播，歌诀在民间流行。

　　这一阶段界定的大致年代为两宋及金朝中期，从技术年代分布散点图中可知，两宋期间分布密度较高。若要进行阶段的准确划分，作者认为关键事件应当是公元1027年北宋铸造天圣铜人。参照电化教育事件界定的三原则进行分析：①该事件是为了解决教育、教学的具体问题而运用了新媒体、新技术，而不是新技术的一般性应用；②在新媒体、新技术运用的过程中，有一定的教育、教学需求和相应的理论依据，而不是随意地使用；③此事件所反映的内涵成为以后电化教育中的一项具体内容，而不是孤立的一次性事件①。天圣铜人铸造目的是为解决针灸教学中腧穴定位混乱的问题，为了统一针灸腧穴的国家标准；铜人铸造的依据是《铜人腧穴针灸图经》；铜人将腧穴经络知识从平面变成了立体，将抽象变得形象，作为直观教学的典型范例，与今日的教育技术理念完全吻合；此外，天圣铜人并非孤立事件，北宋之后，明正统、明嘉靖、清乾隆、清光绪等年间均有不同数量的仿品出现。因此，1027年的天圣铜人是划分这一阶段的标志性事件。

　　这一时期技术呈现的主要特点：一是片段化，这一期间医家积极主动地采取各种形式促进医学知识传播，但呈现技术形式较为单一，如只有某一图形、某一模型或某首歌诀；技术只是作为专著中的插图或占少量章节，对医学教学起辅助作用，如金朝时期，窦汉卿等著名医家都曾有意识地编写歌赋形式的医学入门读物，如《标幽赋》，后来王开编写了《重注标幽赋》，其子王国瑞编写《扁鹊神应针灸玉龙经》，这些都是针对单一医疗技能编写的歌诀并非完整的医学教材；二是官方化，从天圣铜人开始，教具进入官方医学教育中，正式以政府行为进行推广；三是自在性，技术出现的目的及设计初衷并不完全是为教学，也

① 李龙，谢云.我国电化教育诞生的标志性事件考证[J]. 电化教育研究，2012，（10）：18

有为指导临床实践的考虑，如为某种病证、诊断、器械或药物标准的统一而设计，参照今日的学习资源分类方法来分析，应当还是属于自在的学习资源类型。

医学教育技术在宋代获得发展，究其原因可以从几个方面思考：首先是良好的社会环境，两宋政策倾向重文轻武，科技文化进步有优良的先天条件，尤其是历朝皇帝都视医学为仁政之一，先后出台了系列政策，如创设各级医政机构，广授医官，兴办医学教育，使学医成为入仕之途；文人亦以知医为时尚，苏颂、范仲淹、苏轼、沈括等名臣都精通医学或养生①。其次是技术环境，宋代印刷术异常发达，活字印刷术的出现为医学知识的普及提供了最重要的技术保障，历朝政府也因此多次修订、印刷出版各种医药书籍；此外，铜冶技术也臻于成熟，胆铜法的普及，使得针灸铜人铸造这样的大型工程成为可能。综合言之，技术的进步，必然会导致部分学习手段的发展。

第三是成熟阶段，时间是元明清以后。这一时期的代表技术形式主要有：载有丰富图形的医著与医学歌诀专著，出现大量仿制铜人模型。

这一阶段界定的大致年代为元明清时期，从技术年代分布散点图可知，明清时期技术形态分布密度达到另一高峰。若要进行阶段的准确划分，作者认为关键事件应当是元至元三十一年（1294 年）周天锡出版的专著《图经备要本草诗诀》，该书是目前可考的最早医学歌诀著作。该书是从张松、王梦龙的《本草节要》中挑选部分内容编写成诗歌，以便学习，目的明确，即为减轻学习负担；编写韵律诗歌作为提高教学效率的手段，今天依然在教育实践当中发挥功用，韵律诗歌可以增强兴趣、形成联想、促进记忆；而且《图经备要本草诗诀》的出现并非单一事件，1295 年，胡仕可出版了《图经节要本草歌括》，1388 年，刘纯出版《医经小学》。此外，另一部针灸歌诀专著《琼瑶神书》原题为北宋年间出品，也有认为是元末明初作品，学界观点不一，无法准确考证。因此，本书认为《图经备要本草诗诀》一书是古代医学教育技术走向成熟的标志。

这一时期技术呈现的主要特点：一是系统化，即这一时期技术形式的出现不仅仅在基础理论、针灸或本草等某一单个领域，而是覆盖了古代医学各个方面，甚至包括少数民族，如藏医曼唐；二是规模化，明清以后，尤以图形的使用更为广泛，多数医著中有插图出现，尤其是本草类，以促进学习为目的的歌诀、图形专著愈加丰富；三是自为化，元明以后出现的《图经备要本草诗诀》《医经小学》《医学入门》等书籍，与以往图注本草著作等的不同之处，即这些书籍编写的目的就是为了降低医学知识门槛，更多担当的是医学启蒙教材之用。

金元时期医学教育基本沿袭宋代，之所以在元明以后系统出现促进学习的技术手段，笔者认为主要是两方面因素，首先是医学技术自身的发展，导致学习难度增大，医学生学习课程增多，明代开始出现必修课程与专业选修课程；其次是医生准入制度的建立，元代开始出现最早的执业医生资格考试制度，采用统一标准进行测试，成为医生的门槛开始提高。几种原因综合作用下，医学知识学习负担加重，学习压力增加，最终引起学习技术的系统变革。

余论：教育技术手段在古代其他知识领域同样存在

中华文明延续了 5000 年，无论是人文精神，还是科技创新都留下了累累的硕果。每一项成果背后，我们都能理解其中包含了古人的智慧与辛劳，而为了将这些成果发扬光大，古人同样运用了各种聪明才智，以技术的手段或形式来保持中华文明的赓续。这种技术手段不单在医学领域，在农业、制造业、算学、天文、地学等各个方面都能看到其身影。

---

① 周鸿艳. 中国古代医学教育简史[D]. 哈尔滨：黑龙江中医药大学，2007：87

如农业领域，元代王祯编写的《农书》是农业技术推广的典型范例，全书 22 卷，约 13 万字，其中有一节为"农器图谱"，绘有各种农具、农业机械、灌溉工具、运输工具、纺织机械图形等达 306 幅，图后附有文字说明，介绍使用办法。该书成为后人编写农业书籍的效仿对象。此外，农业史上还出现过劝农文、耕织图，都曾为农业知识的推广起到不容忽视的作用。农业谚语，是面向广大农民传播耕作知识的最有效手段，多采用韵律歌诀的形式，数量极为庞大，如《授时历要法歌》《立春歌括》《求节气歌》等，至今仍有不少歌诀在农业生产中应用。

在古代的兽医教育史上，除了前文所提及的动物明堂图，还有很多其他形象教学手段，如汉代曾经制作过良马模型来作教具；宋代太仆寺的兽医学校采用《牛马六道图》等挂图和模型来教学；还有《伯乐画烙图歌诀》《马七十二症形图歌法》等曾在农村兽医中流传。

手工业领域有如明崇祯年间宋应星编写的《天工开物》，该书初刻本记录了 123 幅图形，内容涵盖农产品加工、衣料织染、金属铸锻、陶瓷砖瓦、纸墨、交通工具、化工制取及珠宝采集等诸多方面。该书是古代农业与手工业综合的百科全书。诸如此类的著作还有很多，如《奇器图说》《武备志》《神器谱》《考工记图注》《玉作图说》等。

建筑学领域有如宋代李诫编修的《营造法式》一书，书中按照建筑工种，记录了各种操作规程、技术要领、构件的形制及加工方法的相关图形 231 幅。该书成为宋代官方建筑标准，也是今世工程制图的奠基之作。还有被当成木工教科书的《鲁班营造正式》，也是以图文混排的方式来呈现建筑知识。

造船领域最典型的如明代沈棨编写的《南船纪》，全书分 4 卷，分别记述了不同船型的造船用料、配备数量、管理机构及操作过程等内容，其中配有各类船只的外形图等内容，是明代造船技术的集大成者，也是后世造船技术传承的重要资源。

算学领域如明代程大位的《直指算法统宗》，全书记录了 254 幅图形，诗词歌诀等 186 首，是算学普及教育的优秀教材。而数学中助学歌诀的应用更为广泛，如南宋杨辉的《日用算法》等都有数学歌诀内容；教学模型同样在古代算学中得以应用，如苏颂主持制造了天文计时仪器"水运仪象台"，并经常用于算学生了解天体运行知识。

在经学教育中也曾出现过的案例有北宋大儒胡瑗在湖州讲学中，曾经将《礼记》《仪礼》《周礼》等教材中的礼仪器物绘制成图用于教学；朱熹在同安任教时，也同样将《周礼》等书中礼仪、服饰、器物做成挂图用于学生学习。

蒙学教材是综合性较强的一类书籍，往往是经史传记、天算医农等都有涉及，但为了让幼儿学习难度降低，就采用了图文并茂、歌诀辅助等方式来编辑，此类教材不胜枚举，如《对相识字》《急就篇》《千字文》《三字经》《名物蒙求》《幼学琼林》《千家诗》《包举杂字》《庄农杂字》《蒙养图说》《字课图说》等。

至此，本书认为，在中国古老文明的传承过程中，各领域都曾有一些技术手段对其传播推广起到了积极作用，即中国古代确实存在过教育技术。

截至此处，研究虽已作一小结，但其中诸多问题仍然需要后续深入探讨，这也令作者自觉研究之粗陋。例如，研究过程中虽然曾查阅多处图书馆，访问过多所中医药博物馆，但我国传统医学典籍浩如烟海，短短数年时间无法细细品读。此外，在少数民族医学中还有不少医学精粹，除藏蒙外，还有苗、回、壮、瑶及其他民族；以及我国古代医学对域外产生的影响，如日本、朝鲜、韩国、中东等。这些都是未来研究中需努力的重要方向。至此，写下一个不算结尾的结尾！

参 考 文 献

古 籍 类

秦·吕不韦，王学典注. 吕氏春秋·仲夏季·古乐[M]. 哈尔滨：哈尔滨出版社，2007：6

战国·庄周，刘彦注. 庄子·刻意[M]. 天津：新蕾出版社，2008：2

北齐·魏收. 魏书[M]. 北京：中华书局，1974

元·脱脱. 金史[M]. 长春：吉林人民出版社，1995

南宋·晁公武. 郡斋读书志[M]. 卷16. 上海：上海古籍出版社，1990

唐·李林甫撰，陈仲夫点校. 唐六典[M]. 北京：中华书局，1992

宋·郑樵. 通志略. 图谱略. 影印本[M]. 上海：上海古籍出版社，1990

唐·长孙无忌. 刘俊文点校. 《唐律疏议》卷18"贼盗律·残害死尸". 北京：中华书局，1983

宋·窦仪. 吴翔如点校. 《宋刑统》卷18"贼盗律·残害死尸". 北京：中华书局，1984

唐·孙思邈. 千金翼方[M]. 北京：人民卫生出版社，1955：5

唐·孙思邈. 千金方[M]. 北京：华夏出版社，1993：6

梁·陶弘景. 白话注释本——养性延命录[M]. 赤峰：内蒙古科学技术出版社，2002

宋·王惟一. 铜人针灸腧穴图经[M]. 北京：人民卫生出版社，1955：11

宋·李焘. 续资治通鉴长编[M]. 北京：中华书局，1985：11

宋·周密. 齐东野语[M]. 北京：中华书局，1983

宋·欧阳修. 新唐书[M]. 北京：中华书局，1975

金·何若愚，阎明广. 子午流注针经[M]. 上海：上海中医学院出版社，1986：7

元·脱脱. 宋史第11册[M]. 北京：中华书局，1977

元·王国瑞. 扁鹊神应针灸玉龙经[M]. 锦山路寿堂版，1329

明·龚廷贤. 万病回春[M]. 天津：天津科学技术出版社，1993：39

明·刘纯. 医经小学[M]. 北京：人民卫生出版社，1986：8

明·李梴. 医学入门[M]. 上海：扫叶山房石印本，1924

明·万全，罗田县万密斋医院校注. 万氏秘传片玉痘疹[M]. 武汉：湖北科学技术出版社，1986

明·张宇初，张宇清，邵以正. 朱提点内境论. 正统道藏. 洞真部. 方法类. 修真十书杂著捷径卷

清·托津修撰. 钦定大清会典事例（嘉庆朝）. 影印本[M]. 台北：文海出版社，1992

清·吴长元. 宸垣识略[M]. 池北草堂，1788

赵尔巽. 清史稿. 列传二百八十九. 艺术一[M]. 北京：中华书局，1977

朝·李朝实录. 太白山本[M]. 北京：国家图书馆出版社，2011：12

朝·许浚. 东医宝鉴. 影印本[M]. 北京：人民卫生出版社，1982：72

日·丹波元胤. 中国医籍考[M]. 北京：人民卫生出版社，1956

专 著 类

李经纬. 中国医学通史（古代卷）[M]. 北京：人民卫生出版社，2000

李经纬. 中外医学交流史[M]. 长沙：湖南教育出版社，1998：6

李经纬. 中国医学之辉煌——李经纬文集[M]. 北京：中国中医药出版社，1998：10

傅维康. 针灸推拿学史[M]. 上海：上海古籍出版社，1991：5

傅维康. 中国医学史[M]. 上海：上海中医学院出版社，1990：1

俞慎初. 中国医学简史[M]. 福州：福建科学技术出版社，1983：12

陈邦贤. 中国医学史[M]. 上海：商务印书馆，1937

黄龙祥. 中国针灸史图鉴[M]. 青岛：青岛出版社，2003：11

赵春晨. 中西文化交流与岭南社会变迁[M]. 北京：中国社会科学出版社，2004

李约瑟. 中国科学技术史第一卷[M]. 北京：科学出版社，1990

马伯英. 中国医学文化史[M]. 上海：上海人民出版社. 2010：11

宝音图. 蒙医曼巴札仓研究[M]. 呼和浩特：内蒙古人民出版社，2009：12

阿拉坦嘎日迪. 蒙古贞宗教[M]. 呼和浩特：内蒙古文化出版社，1994：9

伊光瑞. 内蒙古医学史略[M]. 北京：中医古籍出版社，1993：8

特沫若. 瑞应寺[M]. 沈阳：辽宁民族出版社，2004：3

马有清. 吴图南太极功[M]. 北京：世界图书出版公司北京公司，2013

郭厚福. 太极拳秘诀评解[M]. 天津：天津科学技术出版社，1993

方文贤，方杰，李鹏泰. 传统中医入门必读歌诀[M]. 北京：中国中医药出版社，2012

元·周天锡撰，郑金生点校. 海外回归中医善本古籍丛书第九册[M]. 北京：人民卫生出版社，2003

董纯才，刘佛年，张焕庭. 教育[A]//中国大百科全书·教育卷[M]. 北京：中国大百科全书出版社，1985

刘大椿. 科学技术哲学导论[M]. 北京：中国人民大学出版社，2000

尹俊华. 教育技术学导论[M]. 北京：高等教育出版社，2011

〔美〕巴巴拉·西尔斯，丽塔·里奇著. 教学技术：领域的定义和范畴[M]. 乌美娜，刘雍潜等译. 北京：中央广播电视大学出版社，1999

李龙. 《教育技术学导论》讲义. 呼和浩特：内蒙古师范大学现代教育技术研究所，2005

刘新成. 历史学百年[M]. 北京：北京出版社，1999

中国教育技术协会. 李龙教育技术文选[M]. 北京：中央广播电视大学出版社，2009

黄小寒. "自然之书"读解——科学诠释学[M]. 上海：上海译文出版社，2002

拉卡托斯. 科学研究纲领方法论[M]. 上海：上海译文出版社，2005

〔丹麦〕赫尔奇·克拉夫著. 科学史学导论[M]. 任定成译. 北京：北京大学出版社，2005

王振国. 中国古代医学教育与考试制度研究[M]. 济南：齐鲁书社，2006

徐松著，苗书梅点校. 宋会要辑稿·崇儒[M]. 开封：河南大学出版社

郑洪新. 中医学基础[M]. 北京：科学出版社，2007

《中华医学名著宝库》编辑委员会. 针灸（上、下册）[M]. 北京：九州图书出版社，1999

邓云特. 中国救荒史[M]. 上海：上海书店，1984

祝智庭，钟志贤. 现代教育技术：促进多元智能发展[M]. 上海：华东师范大学出版社，2003：6

南国农. 信息化教育概论[M]. 北京：高等教育出版社，2004：6

占布拉道尔吉著. 蒙药正典[M]. 罗布桑等译. 呼和浩特：内蒙古人民出版社，2006：12

王镭. 西藏医学史[M]. 南京：译林出版社，香港：地平线出版社联合出版，1991

王镭，强巴赤列. 四部医典系列挂图全集[M]. 拉萨：西藏人民出版社，1986

蔡景峰，洪武娌. 《四部医典》考源[M]. 郑州：大象出版社，1999

沈寿. 导引养生图说[M]. 杭州：杭州大学出版社，1992

学 术 论 文

李龙，谢云. 我国电化教育诞生的标志性事件考证[J]. 电化教育研究，2012，（10）：17-22

李龙. 教育技术学科的定义体系：一论教育技术学科的理论与实践[J]. 电化教育研究，2003，（9）：3-8

祝亚平. 中国最早的人体解剖图：烟萝子《内境图》[J]. 中国科技史料，1992，（2）：61-65

靳士英. 五脏图考[J]. 中华医史杂志，1994，24（2）：75

靳士英. 韩国昌德宫针灸铜人考[J]. 广州中医学院学报，1994，（11）：165-168

张世筠. 传统医学的璀璨明珠-韩医（上）[J]. 当代韩国，1995，（11）：47-49

黄龙祥. 东京国立博物馆针灸铜人研究的突破与反思[J]. 自然科学史研究，2005，（1）：1-12

张海凌. 韩国的传统医学[J]. 天津中医药，1994，（1）：48

薛一涛. 韩国的传统医学[J]. 山东中医药大学学报，1998，（1）：60-62

吴作. 韩国的传统医学[N]. 中国中医药报, 2001-12-26

任旭. 眼科古籍《审视瑶函》图像探析[J]. 中国中医眼科杂志, 2011, 21（5）: 300-302

潘桂娟. 日本汉方医学的起源与兴衰[J]. 中华中医药杂志, 2005,（20）: 712-715

宝音图, 赵百岁. 蒙医教育发展史[C]. 第十五届全国中医药文化学术研讨会论文集, 2012

周桂坤, 关金凤. 蒙药的历史渊源、研究现状及展望[J]. 中国民族民间医药杂志, 2007,（1）: 6-9

刘海波. 独具特色的蒙医针灸铜人[J]. 中国民族医药杂志, 1997,（2）: 36

包金荣. 蒙医疗术铜人来历初考[J]. 中国民族医药杂志, 2011,（12）: 66-68

斗嘎. 甘青地区的曼巴扎仓及其历史功绩[J]. 青海民族学院学报, 1999,（2）: 18-21

斗嘎. 安多藏医药的起源与发展[J]. 青海民族大学学报, 2008,（4）: 20-24

慈成嘉措. 拉卜楞寺医学院简史[C]. 2009年传统医药国际科技大会论文集, 2009

端智. 18世纪著名藏医藏曼. 益西桑布医学活动述略[J]. 青海民族研究, 2013,（7）: 93-96

王敬浩. 中国传统运动养生方法的历史演变[J]. 体育文化导刊, 2008,（3）: 98-100

张怡雯, 王兴伊. 陶弘景《养性延命录》中的导引养生法[J]. 中医药文化. 2013（6）: 40-41

李文鸿, 戴国斌, 吕思泓. 从祛病到象征: 古代导引术的历史演进[J]. 山东体育科技, 2013, 35（2）: 17-20

姚海燕. 《导引图》与《引书》的比较分析[J]. 中华医史杂志, 2010, 40（5）: 288-291

翁士勋. 试论八段锦的发展与演变[J]. 浙江体育科学, 1998,（1）: 55-58

包来发. 八段锦简史[J]. 中医文献杂志, 2001,（2）: 37-39

奇玲. 简述藏医药学教育形式的历史发展[C]. 中国民族医药学会首届研讨会论文汇编, 1996

宗喀, 漾正冈布, 端智. 拉卜楞地区的传统医药[J]. 西北民族大学学报, 2011,（3）: 42-53

本考, 杨乐. 浅谈德司·桑杰加措及其藏医教学挂图——曼唐[J]. 卫生职业教育, 2009, 27（13）: 43-45

扎西东主, 官却南见, 俞科贤, 等. 藏医80幅曼唐的教学应用研究[J]. 中国民族医药杂志, 2010,（12）: 76-77

沈寿. 传统华佗五禽戏的导引理论浅探[J]. 成都体院学报, 1982,（1）: 18-23

林甘泉. 关于史学理论建设的几点意见[A]. //瞿东林主编. 史学理论与史学史学刊（2002卷）[C]. 北京: 社会科学文献出版社, 2003

梁启成. 我国首次开展中医古籍图像研究[J]. 中医药管理杂志, 2011,（12）: 1147

郭贵春. 科学史学的若干元理论问题[J]. 科学技术与辩证法, 1992,（3）: 8-15, 64

刘凤朝. 科学史的层次划分及其编史学意义[J]. 自然辩证法研究, 2002,（1）: 34-37

程磐基, 吴鸿洲. 中国古代医学教育模式探讨[J]. 中医教育, 2000, 19（2）: 47-48

马继兴. 《华佗内照图》源流考[J]. 北京中医杂志, 1984,（1）: 14-16

靳士英, 靳朴《存真图》与《存真环中图》考[J]. 自然科学史研究, 1996,（3）: 272-284

靳士英. 朱肱《内外二景图》考[J]. 中国科技史料, 1995,（4）: 92-96

孙灵芝, 程伟. 略论中医养生古籍著作中的身体相关图像[J]. 中医文献杂志, 2012,（3）: 8

陆钢, 林仁寿. 对《司牧安骥集. 六阴六阳之图》之修正[J]. 中兽医医药杂志, 2000,（1）: 25

于船. 中国兽医针灸术对国外的传播[J]. 中兽医医药杂志, 1990,（4）: 46

金丽. 福建医家苏颂《本草图经》学术成就探颐[J]. 江西中医学院学报, 2009, 21（3）: 24-27

胡晓峰, 李洪晓. 《外科心法要诀》中的图像研究[J]. 中华医史杂志, 2011, 41（4）: 243-248

吴承艳, 吴承玉. 宋代诊断学名著《察病指南》研究》[J]. 中国中医基础医学杂志, 2013,（8）: 859-860

沈劼. 《脉诀指掌病式图说》及其作者考证[J]. 南京中医药大学社科版, 2013, 14（4）: 150-152

李丛. 《察病指南》主要学术特色及贡献[J]. 江西中医药, 2007,（4）: 14

任旭. 中医喉科古籍图像分类[C]. 中华医学会医史学分会第十三届二次学术年会论文集, 2012

刘书奎. 《幼幼新书》引用医学文献考[J]. 中华医史杂志, 1998,（7）: 177-180

任旭. 眼科古籍《审视瑶函》图像探析[J]. 中国中医眼科杂志, 2011, 21（5）: 300-302

任旭. 中医眼科古籍图像初探[J]. 中医文献杂志, 2011,（5）: 19-25

江阴县文化馆. 江阴县出土的明代医疗器具[J]. 文物, 1977,（2）: 40-43

丛春雨. 敦煌壁画"形象医学"的历史贡献[J]. 中医文献杂志, 1998,（4）: 5-7

王琳. 宋代医事画在《中医史》教学中的应用[J]. 中国西部科技, 2011,（8）: 45

梁繁荣, 何志国. 从西汉人体经脉漆雕看早期经络学说[J]. 中国针灸, 1996,（4）: 49-52

成都文物考古研究所. 成都"老官山"汉墓[N]. 中国文物报, 2013-12-20

翁礼华. 秘戏钱与古代性教育[J]. 经济研究参考, 2012,（4）: 54-55

重庆市文化局. 重庆巫山麦沱汉墓群发掘报告[J]. 考古学报, 1999, (2): 153-178

聊城市文物管理委员会. 山东阳谷县吴楼一号汉墓的发掘[J]. 考古, 1999, (11): 35-45

刘庆宇. 中医韵文之韵味[J]. 中医药文化, 2001, (3): 39-41

学 位 论 文

夏铂. 中医骨伤科技术发展史论[D]. 哈尔滨: 黑龙江中医药大学, 2010

李宏红. 清朝蒙医医事制度研究[D]. 北京: 中国中医科学院, 2006

苏诺. 藏医学在蒙古地区的传播及其影响[D]. 北京: 中国中医研究院, 1998

李红. 中国古代僧医综述[D]. 兰州: 兰州大学, 2008

端智. 安多曼巴扎仓研究[D]. 兰州: 兰州大学, 2013

朱立东. 藏医学在卫拉特蒙古地区的传播[D]. 兰州: 兰州大学, 2008

根桑. 论唐卡艺术在藏医药学中的应用[D]. 北京: 中央民族大学, 2009

杨睿. 夏河地区藏医药现状调查研究[D]. 兰州: 兰州大学, 2010.5

纪征瀚. 古本草歌赋的文献研究[D]. 北京: 中国中医研究院, 2005

谭倩婷. 火针疗法的古代文献研究[D]. 北京: 北京中医药大学, 2012

张晶. 针灸大成的文献研究[D]. 济南: 山东中医药大学, 2012

武晓冬. 古代针灸治疗歌赋腧穴主治探讨[D]. 北京: 中国中医研究院, 2005

艾莹. 古代针灸歌赋的文献研究[D]. 济南: 山东中医药大学, 2011

孙清伟. 中医本草古籍图像研究[D]. 北京: 中国中医科学研究院, 2013

王治华. 宋代儿科文献学术成就研究[D]. 北京: 中国中医研究院, 2005

张孝龙. 小儿指纹采集与图像处理研究[D]. 济南: 山东中医药大学, 2013

赵睿霆. 手诊法在中医诊断学中的理论基础及临床应用研究[D]. 成都: 成都中医药大学, 2012

申玮红. 朱肱经络图源流考[D]. 北京: 中国中医科学院, 2006

网 络 文 献

辽宁中医药大学教务处. 特色建设[EB/OL]. http: //jwc. lnutcm. edu. cn/61[2014-11-11]

国家中医药管理局中国中医药文献检索中心. 汉方医学发展历史[EB/OL]. http: //www. cctv. com/program/ zhyy/topic/health/ C12827/20040824/102487. shtml[2004-8-24]

漫谈清代前中期少数民族医学史[EB/OL]. http: //www. chinadaily. com. cn/zy/zywh/zyts/68659. html[2013-8-10]

中国唐卡网. 藏医药学三棵生命树唐卡解说[EB/OL]. http: //www. cntangka. com/article. php?id=1074[2014-11-2]

中国新闻网. 全球练习人数近3亿[EB/OL]. http: //www. chinanews. com/cul/2011/01-20/2799081. shtml[2014-11-10]

华夏经纬网. 成都出土"医书"或为扁鹊失传经典[EB/OL]. http: //www. huaxia. com/zhwh/kgfx/2013/12/3668710. html[2014-4-12]

北京中医药大学. 中医药数字博物馆[EB/OL]. http: //bwg. bucm. edu. cn/jingtai/yishi/scripts/2008zy_jiaoyu/list_jyswcl_zjtr_mzt. htm[2012-11-11]

百度百科. 本草纲目[EB/OL]. http: //baike. baidu. com/view/6320. htm[2012-11-11]

引书[EB/OL]. http: //zhongyi. sina. com/baike/view/20118/3082. shtml[2013-10]

后　记

当年读大学的时候，每逢寒暑假，我总喜欢泡在姨父的诊所里，姨父是家乡极有名气的老中医；每次看着他悠然把脉、捏指沉思的神情，总让我佩服、敬仰，总觉得自己报读师范是人生选择的错误。姨父见我兴趣浓厚，尝试让我学点药房活计。于是，我从辨认药方上那形同天书的文字开始，然后背诵常用药名、学用厘等、用铡刀切药、晒晾草药、用擂钵碎药、立式踩碾盘……最后才开始学习拿药；几年下来，"手艺"渐臻成熟，对党参、黄芪、白术、甘草等常用药甚至可以做到"一抓准"。但这些，都只是我当作寒暑假打发时间的娱乐方式。当年的我，从没想过未来有一天，一个教育技术专业人的会以中医为题完成一篇学位论文，并印成这样一部书，似乎有些弄假成真的感觉。

选择这一题目确实有些疯狂，但更多的是忐忑，唯恐自己的无知会贻笑大方。但我的博士生导师李龙教授给了我最大的学习支持，给我方法上的指导，联系学界的前辈，才让我有足够的动力令其成型。

我的科研动力更多源自于我的硕士生导师——江西师范大学钟志贤教授，多年来他一直用自己的努力鞭答着我前行。

写作过程中，给我更多自信的是中国中医科学院中医药信息研究所牛亚华老师，她没有在意我的浅陋，为我联系博物馆、扫描文献、修改论文，给我莫大的信心。

我一直倍感幸运的是，遇到了内蒙古师范大学科学技术史研究团队，以郭世荣、代钦、罗见今等教授为首的名师队伍让我有机会完成这样难以完成的任务；也让我有机会得到清华大学科学技术史暨古文献研究所冯立昇教授、中国科学院数学与系统科学研究所李文林教授、自然科学史研究所张柏春教授等名师指点。

江西师范大学杨南昌、曹东云、邱婷，这些小伙伴们为我缓释了诸多工作与生活压力。

最后特别感谢科学出版社王超与滕亚帆两位编辑老师，他们让我有机会将这些东西结集出版，并时常让我这根懒惰的神经绷紧。

家人，无以言谢！